Ba Duan Jin - Qigong

Mit chinesischer Heilgymnastik zu Gesundheit und Wohlbefinden

von

Diplom-Sozialökonom
Stefan Wahle
Lehrer für Qigong, TQN + DDQT
5. DAN Ju-Jutsu
lizenzierter Fitnesstrainer

akkreditiert bei: www.trainerregister.de

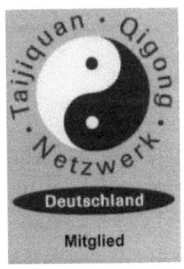
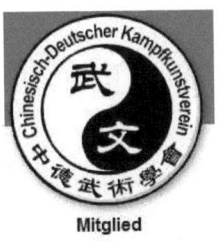
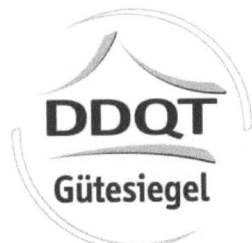

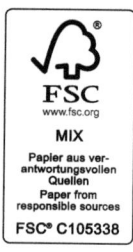

Impressum

©2015 copyright by Stefan Wahle, Hamburg

1. Auflage 2015

Autor: Stefan Wahle

E-Mail: info@sw-sportbuch.de

Internet: www.sw-sportbuch.de

Fan-Page von Stefan Wahle bei Facebook.com:
http://www.facebook.com/Stefan.Wahle.Autor

Verlag und
Herstellung: BoD Books on Demand GmbH, Norderstedt

ISBN: 978-3-7347-4553-9

Offizielles Lehrbuch

der

Sawah® Qigong und Taijiquan Gesellschaft

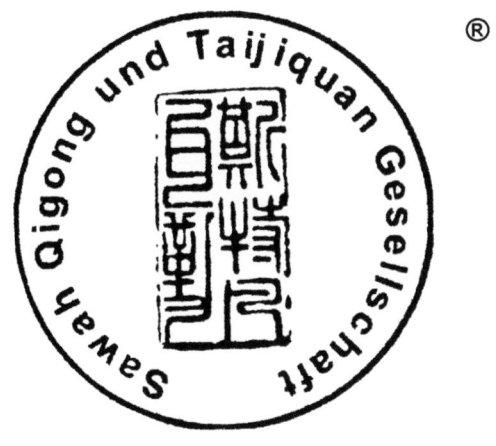

®

www.sawah-qigong.de

www.facebook.com/SawahQigong

Sport Awards 2011 der Martial Arts Association

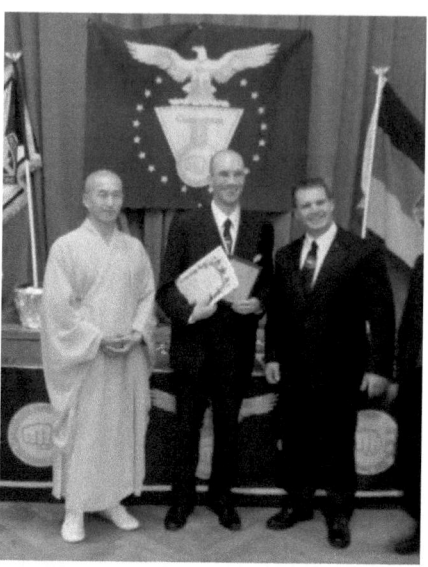

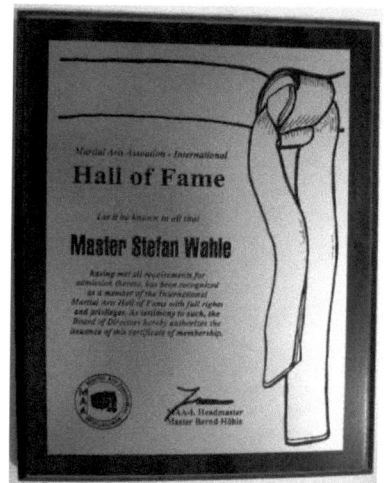

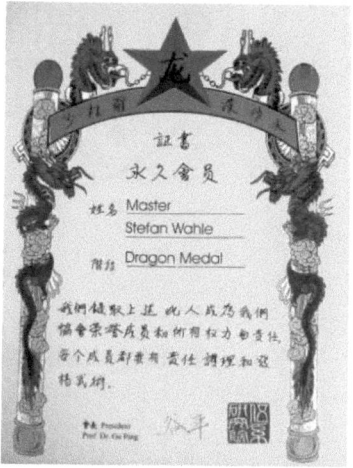

Aufnahme in die Hall of Fame und Verleihung der Dragon Medal

Inhaltsverzeichnis

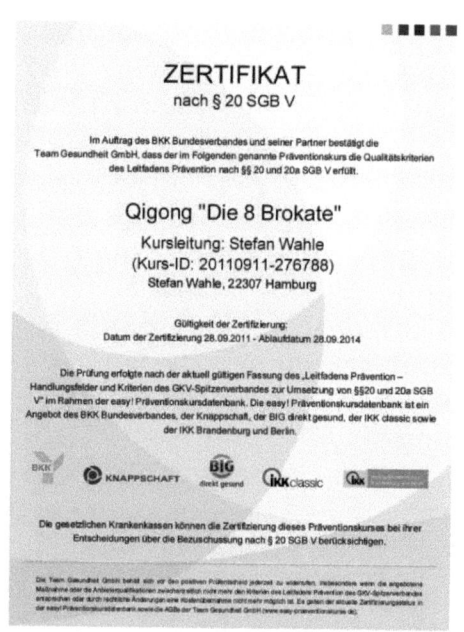

1. __Einführung in Qigong__

Qi Gong (ausgesprochen: Tschi Gung) beinhaltet Übungen, die den Energiefluss im Körper begünstigen und Blockaden lösen, um die Gesundheit zu erhalten, zu fördern oder wiederzuerlangen. Sie sind daher für kranke sowie für gesunde Menschen gleichermaßen geeignet und sinnvoll. Die positiven Wirkungen werden durch die Vereinigung von körperlicher und geistiger Bewegung erreicht. Das Ziel ist, dass der Trainierende mit sich in Zufriedenheit und Harmonie lebt. Dieser ausgewogene Zustand ist untrennbar mit der frei fließenden Energie, dem Qi, verbunden.

Ba Duan Jin entstand vermutlich in der Zeit der Song-Dynastie (960 – 1279 n. Chr.). Es gibt noch eine Vielzahl anderer, auch älterer Qigong-Übungen mit unterschiedlichen Ausprägungen. Dabei gibt es zwei Hauptkategorien. Auf der einen Seite die Übungen-in-Bewegung (Donggong) und auf der anderen Seite die Übungen-in-Ruhe (Jinggong). Die Übungen des Ba Duan Jin gehören zum aktiven Donggong.

Qigong ist bei weitem keine rein chinesische Erfindung, da bei dessen Entstehung auch äußere Einflüsse aus dem indischen Yoga und dem tibetischen Buddhismus eine Rolle spielten.

Sie werden in verschiedenen Büchern und bei verschiedenen Meistern und Lehrenden Abweichungen von der hier vorgestellten Form des Ba Duan Jin finden. Die Grundprinzipien und Wirkungsweisen sind zwar immer gleich, jedoch finden sich Abweichungen in der Reihenfolge der Übungen sowie in Ausführungsdetails bis hin zu unterschiedlichen Hand- und Fausthaltungen. Es gibt nicht die eine richtige Urform, die es schon immer gab oder geben wird. Vielmehr durchlaufen die Übungen einen ständigen Wandel im Laufe der Zeit. Jeder Praktizierende muss seinen eigenen Weg finden und gehen. Die hier vorgestellte Variante ist an die offiziell vom chinesischen Sportministerium autorisierte Form angelehnt und ist Teil des offiziellen Lehrprogramms der Sawah® Qigong und Taijiquan Gesellschaft.

Obwohl es sich um lediglich 8 Übungen handelt, ist die Ausführung zu Anfang ungewohnt und der Fluss der Bewegungen ist nicht leicht zu erreichen. Nehmen Sie sich kleine Teilziele vor. Üben Sie jeden Tag eine der Übungen ein, mit der Sie sich dann ausführlich beschäftigen. Fangen Sie am ersten Tag mit Übung Nr. 1 an. Am zweiten Tag üben sie ausführlich Übung Nr. 2 und am Schluss wiederholen Sie Übung Nr. 1 und Nr. 2 hintereinander. Fahren Sie so lange damit fort, bis Sie alle Übungen kennengelernt haben. Dann sollten Sie die 8 Übungen täglich mindestens einmal praktizieren, je nach persönlicher Präferenz morgens oder abends. Sie werden sehen, wie schnell sich positive Auswirkungen auf Ihre Gesundheit und Ihr Wohlbefinden einstellen werden. Sie sollten auf alle Fälle darauf achten, mindestens 2 Stunden vor den Übungen keine Nahrung mehr zu sich zu nehmen, da ein voller Bauch die Atmung und Bewegung behindert und das Qi keinen Platz in ihm hat. Außerdem verbraucht die Verdauung wichtiges Qi, so dass weniger für Qigong zur Verfügung steht.

Die Übungen haben positive Auswirkungen auf die Atmungsorgane und Gliedmaßen. Gelenke werden beweglicher, die Nerven gestärkt sowie das Gleichgewichtsempfinden verbessert. Das Immunsystem und das Herz-Kreislaufsystem werden ebenso positiv beeinflusst.

Für die Übungen ist ein Körperpunkt sehr wichtig, auf den später noch Bezug genommen wird. Dabei handelt es sich um das untere Dantian (ausgesprochen: Dantien; das Elixierfeld des langen Lebens und der Weisheit). Es ist ein Energiezentrum, das etwa 5 cm unterhalb des Bauchnabels im Bauch liegt. Wenn allgemein vom Dantian gesprochen wird, ist meist das untere Dantian gemeint, obwohl es auch noch das obere und mittlere Dantian gibt, was hier der Vollständigkeit halber erwähnt werden soll. Dieses Energiereservoir speichert Qi und pumpt es durch den Körper.

Sie können Ba Duan Jin im Sitzen oder Stehen praktizieren. Da ich eine Bewegung des gesamten Körpers bevorzuge, beschränke ich mich auf die Darstellung der stehenden Variante. Wer im Alltag viel Sitzen muss, sollte nicht auch noch bei sportlicher Betätigung eine sitzende Tätigkeit wählen.

Der Ablauf sollte langsam aber fließend erfolgen. Jede einzelne Teilübung sollte mehrmals nach Belieben innerhalb der Gesamtabfolge wiederholt werden. Die Häufigkeit der Wiederholung unterliegt keiner festen Regel. Ich werde jedoch zu jeder Übung entsprechende

Vorschläge unterbreiten. Auf den Ablauf der Atmung, insbesondere wann ein- und wann ausgeatmet werden soll, wird bei der Vorstellung der jeweiligen Einzelübung hingewiesen. Grundsätzlich praktizieren wir die so genannte **Bauchatmung**, bei der durch die Nase tief in die Brust und dann in den Bauch eingeatmet wird. Der Bauch wölbt sich dabei wie eine Kugel nach außen. So nutzen wir das volle Lungenvolumen aus, belüften unsere Lunge optimal und führen unserem Körper den größtmöglichen Sauerstoff zu.

Ich habe diese Einführung so kurz wie möglich gehalten und verzichte mit Absicht auf endlose theoretische Ausführungen zum Qigong und der traditionellen chinesischen Medizin. Das haben viele andere Bücher in ganzer Bandbreite schon getan und ich wollte nicht noch ein Buch veröffentlichen, das die ersten 150 Seiten das gleiche Thema zum x-ten Male auswalzt. Hier geht es in erster Linie um die Vorstellung und das Erlernen der Form.

Ich habe versucht, möglichst jeden kleinen Zwischenschritt im Bild festzuhalten und zu beschreiben, so dass allein mit diesem Buch ein Kennenlernen und eine Rohpraktizierung der Form möglich sein sollten. Der letzte Feinschliff kann dann durch die Unterrichtung eines erfahrenen Meisters oder Lehrers eines anerkannten Verbandes erfolgen. Dieses Buch sollte also als Vorbereitung oder Begleiter zu einem Kurs gesehen werden, was ja letztendlich für jedes Lehrbuch gilt.

Ich wünsche viel Spaß und Erfolg beim Üben!

2.   Grundhaltungen

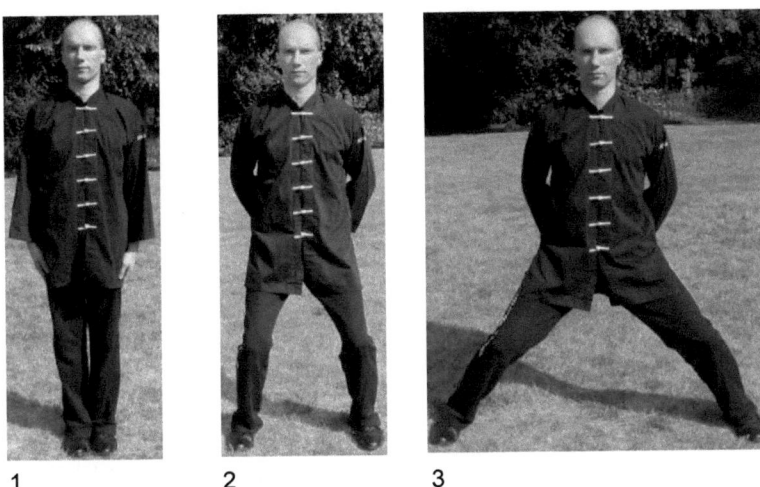

1   2   3

Bild **1** zeigt die **Ausgangsstellung**. Beide Füße stehen zusammen und zeigen nach vorne. Die Knie sind durchgestreckt.

Bild **2** zeigt die **Neutralstellung**. Die Füße stehen etwa schulterbreit auseinander und zeigen nach vorne. Die Knie sind leicht gebeugt.

Bild **3** zeigt die **Reiterstellung**. Die Füße stehen nahezu mit doppelter Schulterbreite auseinander und zeigen nach vorne. Die Knie sind stark gebeugt. Sie werden bei Chinesen stets eine sehr tiefe Stellung beobachten können. Ungeübte haben damit jedoch Probleme. Sie sollten also langsam anfangen und sich dann steigern.

Bei allen Stellungen ist der Rücken gerade, der Hals gestreckt und der Blick nach vorne gerichtet.

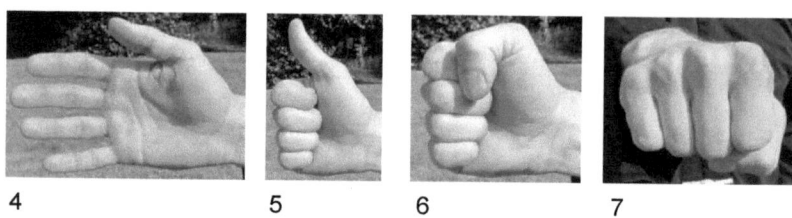

4   5   6   7

Die Bilder 4 bis 7 zeigen, wie eine Faust gemacht wird. Zuerst werden die vier Finger eingerollt und dann der Daumen angewinkelt. Auf Bild 6 ist die Vertikalfaust zu sehen. Diese wird gekippt zur Horizontalfaust, so dass der Faustrücken nach oben zeigt (Bild 7).

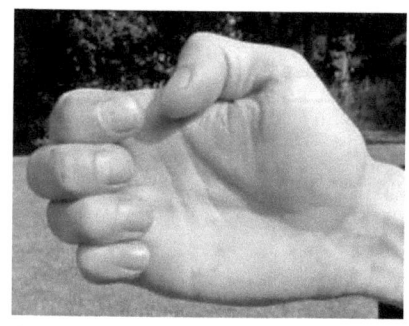

Klaue des Bogenschützen

8

Auf Bild 8 ist die Klaue zu sehen, mit der der Bogenschütze den Bogen spannt. Das Handgelenk ist gestreckt, während die ersten beiden Gelenke der vier Finger und beide Gelenke des Daumens angewinkelt werden.

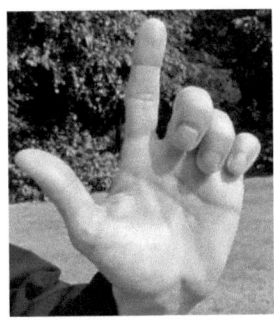

Vordere Hand des Bogenschützen

9

Zeigefinger und Daumen werden gestreckt und sind durch einen Winkel von ca. 80 Grad voneinander getrennt. Bei den übrigen drei Fingern werden die ersten beiden Gelenke angewinkelt. Das Handgelenk ist mit dem Handrücken in Richtung Unterarm gekippt.

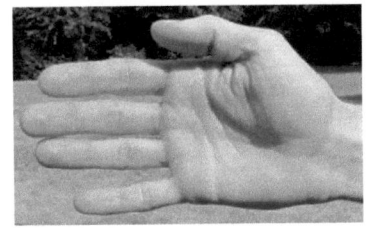

Neutrale Handflächenhaltung

10

Alle Finger sind gestreckt und zeigen in eine Richtung. Sie sind leicht voneinander getrennt.

3. Die Übungen des Ba Duan Jin

3.1. Übung Nr. 1
Mit beiden Händen den Himmel stützen, um den dreifachen Erwärmer zu regulieren

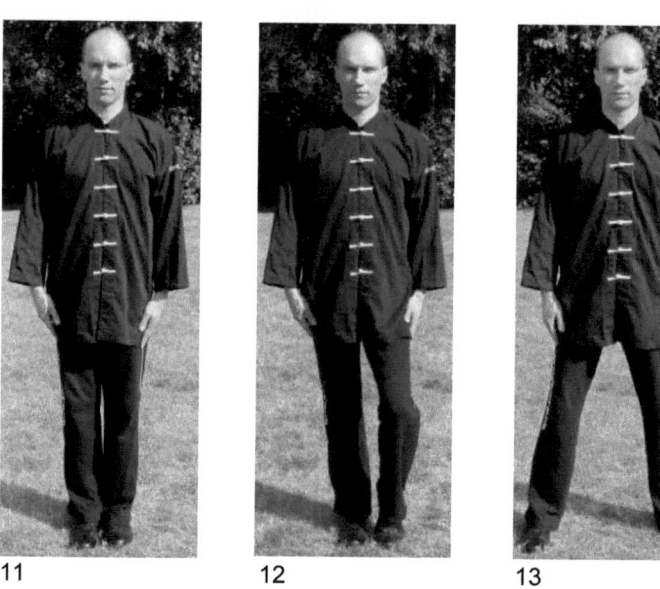

11   12   13

Wir starten in der Ausgangsstellung, die Arme hängen seitlich am Körper herunter, die Handflächen liegen am Körper an (Bild 11).

Das Gewicht wird auf das rechte Bein verlagert. Das linke Bein wird angehoben, indem das Knie angewinkelt und der Fuß von der Ferse beginnend in Richtung Zehen hochgerollt wird (Bild 12).

Der linke Fuß wird nach links etwa schulterbreit abgesetzt. Beide Knie sind noch durchgestreckt (Bild 13).

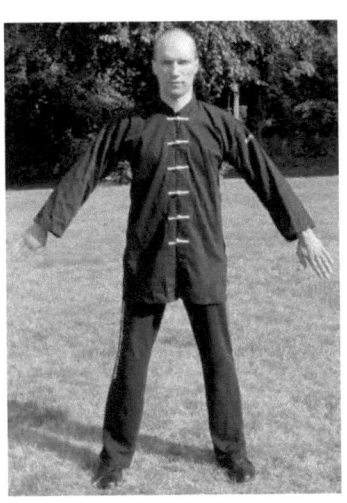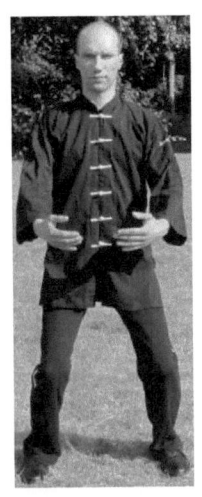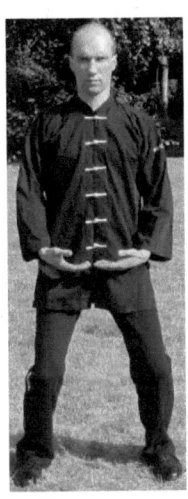

14   15   16

Die Arme werden gestreckt vom Körper weg bewegt, wobei die Handflächen nach hinten zeigen (Bild 14).

Die Arme werden mit leicht gebeugten Ellenbogen vor den Körper in Höhe des Bauchnabels geführt. Stellen Sie sich vor, Sie würden einen großen Ball halten. Die Hände haben die neutrale Handflächenhaltung, die Finger und die Daumen zeigen in ca. 10 cm Entfernung aufeinander, die Handinnenflächen zum Körper. Der Körper wird abgesenkt, indem die Knie leicht gebeugt werden und die Neutralstellung eingenommen wird. (Bild 15)

Die Hände werden vor den Unterleib abgesenkt, wobei nun die Handinnenflächen nach oben zeigen (Bild 16).

Die Schultern und Ellenbogen sind unten zu halten.

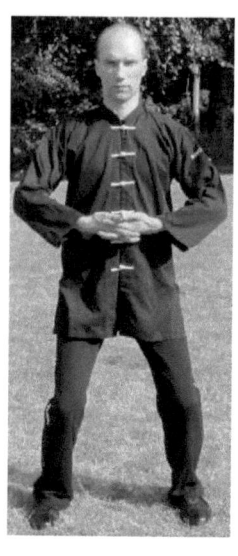 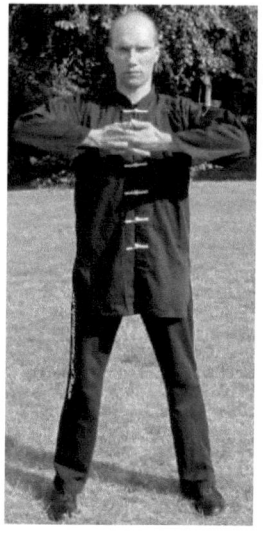 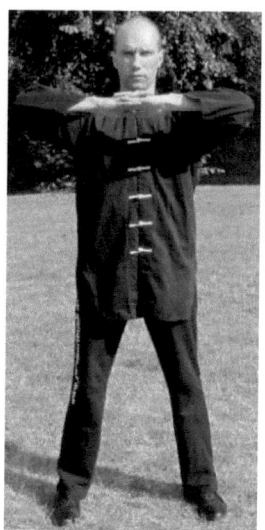

17   18   19

Die Hände werden in die Gebetshaltung ineinander geschoben und nun mit den Handinnenflächen nach oben dicht am Körper angehoben, die Ellenbogen werden angewinkelt (Bild 17).

Die Hände werden weiter angehoben und die Knie gleichzeitig langsam durchgestreckt (Bild 18).

Etwas unterhalb des Kinns werden die Hände gedreht, so dass die Handinnenflächen nun nach unten zeigen (Bild 19).

Während wir die Hände anheben, **atmen** wir **ein** (Bauchatmung gemäß Seite 10).

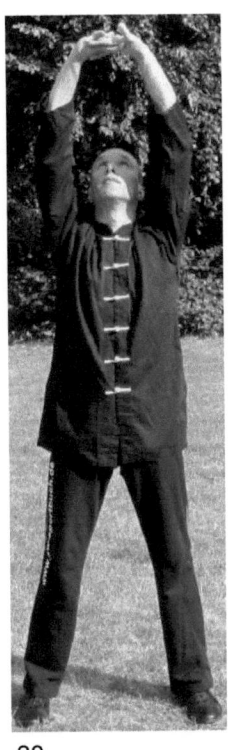 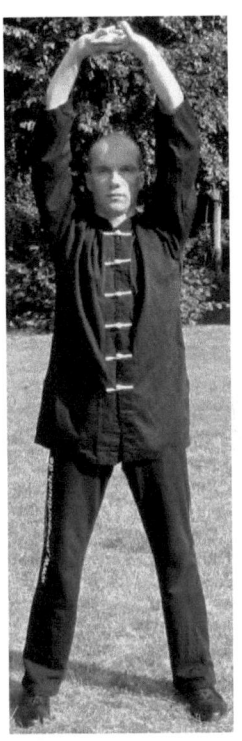

20   21

Die Hände werden weiter eingedreht und gleichzeitig angehoben, bis die Arme vollständig senkrecht zum Himmel gestreckt sind. Die Brust ist dabei heraus zu drücken. Die Handinnenflächen zeigen nun wieder nach oben. Der Kopf ist leicht nach hinten geneigt und der Blick auf die Hände gerichtet. Hier einen Moment in der Dehnung verweilen. Die Kraft beim Strecken nach oben sollte auf die Handballen konzentriert werden. (Bild 20)

Der Kopf wird wieder in die senkrechte Position gebracht, der Blick ist nach vorne gerichtet (Bild 21).

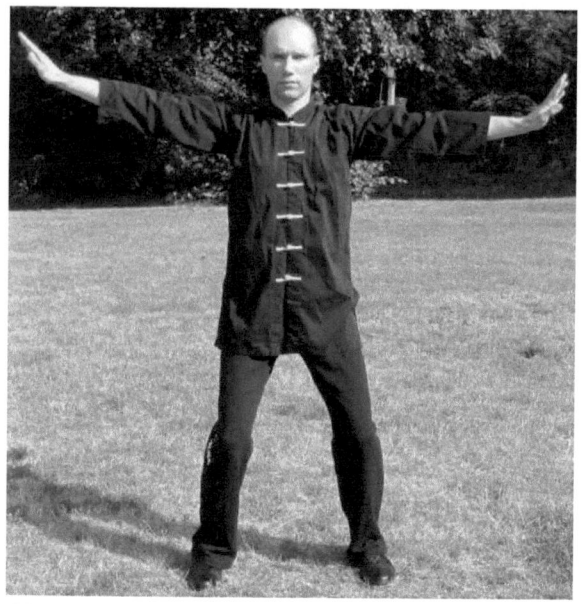
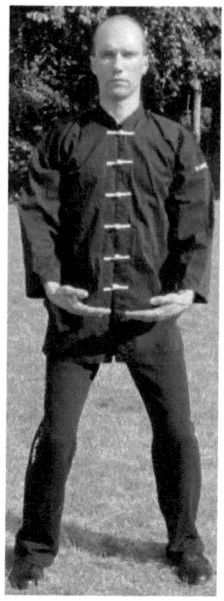

22

23

Die Hände sind leicht abzusenken und die Finger aus der Gebetshaltung zu lösen. Dann werden die Arme in einer halbkreisförmigen Bewegung an den Außenseiten des Körpers nach unten geführt. Dabei werden die Knie wieder leicht gebeugt, wir **atmen aus** und nehmen die Neutralstellung ein (Phase „Entspannung"). (Bild 22)

Die Hände werden vor den Unterleib abgesenkt, wobei nun die Handinnenflächen nach oben und die Finger aufeinander zeigen (Bild 23). Schultern und Ellenbogen sind unten zu halten.

Aus dieser Position wird die Übung insgesamt sechs Mal gemäß den Bildern 16 bis 23 wiederholt.

3.2. Übung Nr. 2
Beidseitig den Bogen spannen und auf den Falken zielen

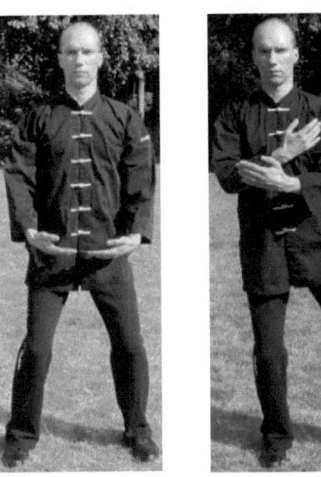
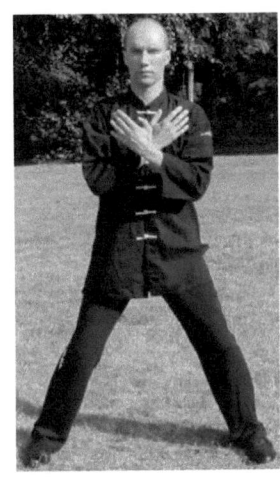

24   25   26

Die Übung beginnt aus der Abschlussposition der vorangegangenen Übung. Wir stehen in der Neutralstellung, die Hände befinden sich in der neutralen Handflächenhaltung in Höhe des Unterleibes, die Finger der beiden Hände zeigen aufeinander, die Handrücken sind zu Boden gerichtet. (Bild 24)

Das Körpergewicht wird auf das rechte Bein verlagert, das linke Bein wird angehoben, indem das Knie angewinkelt und der Fuß beginnend von der Ferse in Richtung Zehen hochgerollt wird. Gleichzeitig wird damit begonnen, die Hände (links über rechts) dicht am Körper zu kreuzen. (Bild 25)

Durch Versetzung des linken Fußes nach links wird der Stand verbreitert. Die Hände sind vor der Brust gekreuzt, die Knie sind nahezu gestreckt. (Bild 26)

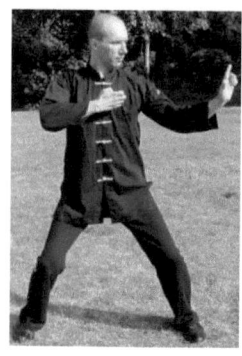 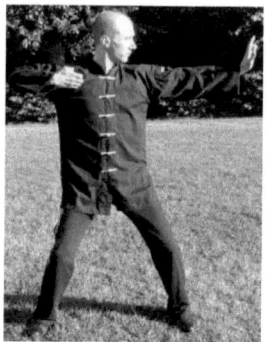 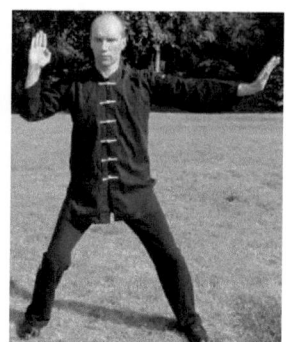

27   28   29

Der Blick wird nach links gerichtet, die Knie werden in die Reiterstellung gebeugt, die zuvor vor der Brust gekreuzten Hände werden dicht am Körper auseinander gezogen. Die linke Hand formt dabei die vordere Hand des Bogenschützen, deren Handfläche nach vorne links, weg vom Praktizierenden zeigt. Die rechte Hand bildet die Klaue des Bogenschützen. Die Handinnenfläche ist auf den Praktizierenden gerichtet. Steigern Sie nach und nach die Breite und Tiefe der Reiterstellung. Überfordern Sie sich nicht, insbesondere nicht bei Knieproblemen! Während wir den „Bogen spannen", **atmen** wir **ein** (Bilder 27 – 28)

Bild 28 zeigt die Endstellung der Übung Nr. 2 mit maximaler Dehnung (Phase „Anspannung").

Die Endstellung wird dadurch aufgelöst, dass der Blick nach vorne gerichtet wird, die linke Hand nimmt die neutrale Handflächenhaltung ein, verändert aber ansonsten nicht ihre Lage. Die rechte Hand nimmt ebenso die neutrale Handflächenhaltung ein und wird zusätzlich in einer Viertelkreisbewegung nach oben gedreht. (Bild 29, Einleitung der „Entspannungsphase")

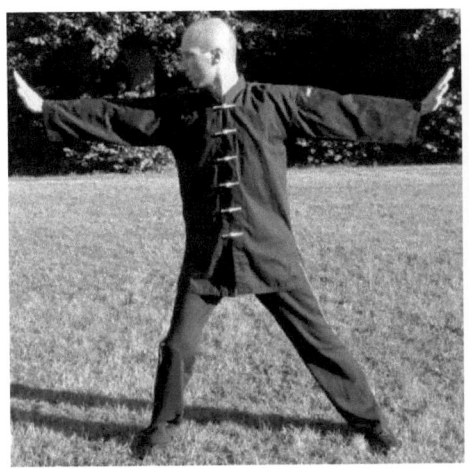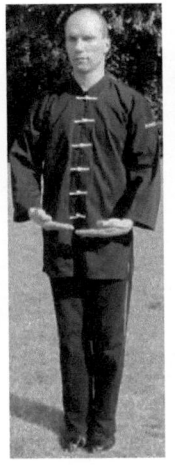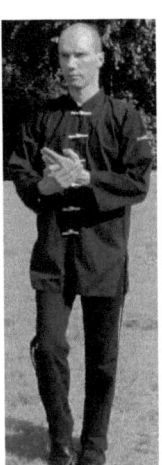

30   31   32

Der Blick wird nach rechts gerichtet. Die rechte Hand vollzieht eine weitere Viertelkreisbewegung und der Arm wird nun nach rechts gestreckt. Das Körpergewicht wird auf das rechte Bein verlagert und das linke Bein durchgestreckt. Dabei **atmen** wir **aus**. (Bild 30)

Nun kann das linke Bein an das rechte herangezogen werden. Wir begeben uns in die so genannte Ausgangsstellung mit durchgestreckten Knien, die Hände befinden sich in der neutralen Handflächenhaltung in Höhe des Unterleibes, die Finger der beiden Hände zeigen aufeinander, die Handrücken sind zu Boden gerichtet. (Bild 31)

Das Körpergewicht wird auf das linke Bein verlagert, das rechte Bein wird angehoben, indem das Knie angewinkelt und der Fuß beginnend von der Ferse in Richtung Zehen hochgerollt wird. Gleichzeitig wird damit begonnen, die Hände (diesmal rechts über links) dicht am Körper zu kreuzen. (Bild 32)

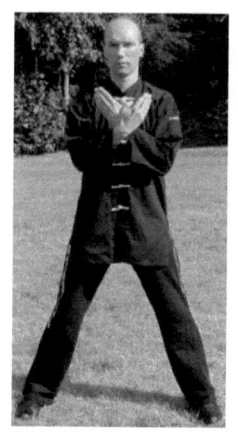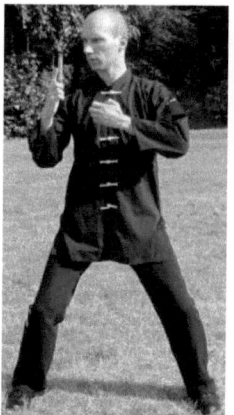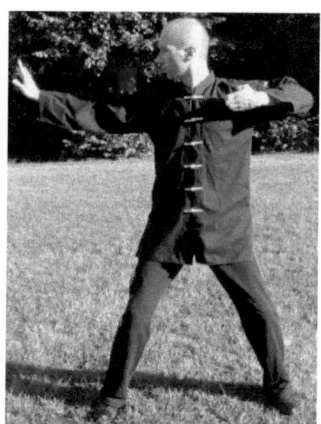

33 34 35

Durch Versetzung des rechten Fußes nach rechts wird der Stand verbreitert. Die Hände sind mit auf den Praktizierenden gerichteten Handinnenflächen vor der Brust gekreuzt, die Knie sind nahezu gestreckt. (Bild 33)

Der Blick wird nach rechts gerichtet, die Knie werden in die Reiterstellung gebeugt (Breite und Tiefe des Standes je nach körperlicher Möglichkeit), die zuvor vor der Brust gekreuzten Hände werden dicht am Körper auseinander gezogen und wir **atmen ein**. Die rechte Hand formt dabei die vordere Hand des Bogenschützen, deren Handfläche nach vorne rechts, weg vom Praktizierenden zeigt. Die linke Hand bildet die Klaue des Bogenschützen. Die Handinnenfläche ist auf den Praktizierenden gerichtet. (Bilder 34 – 35)

Bild 35 zeigt die Endstellung der Übung Nr. 2 mit maximaler Dehnung.

Schauen Sie sich zur Erinnerung noch einmal die Handhaltungen in Kapitel 2 auf den Seiten 12 und 13 an.

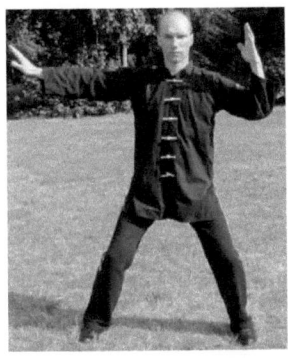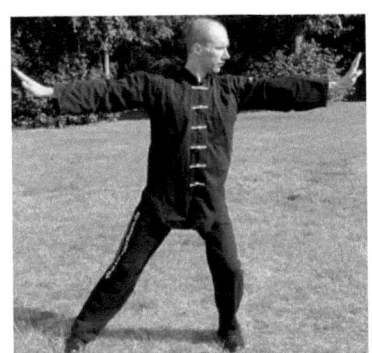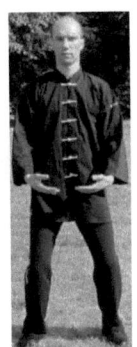

36 37 38

Die Endstellung wird dadurch aufgelöst, dass der Blick nach vorne gerichtet wird, die rechte Hand nimmt die neutrale Handflächenhaltung ein, verändert aber ansonsten nicht ihre Lage. Die linke Hand nimmt ebenso die neutrale Handflächenhaltung ein und wird zusätzlich in einer Viertelkreisbewegung nach oben gedreht. (Bild 36, Einleitung der Entspannungsphase)

Der Blick wird nach links gerichtet. Die linke Hand vollzieht eine weitere Viertelkreisbewegung und der Arm wird nun nach links gestreckt. Das Körpergewicht wird auf das linke Bein verlagert und das rechte Bein durchgestreckt. Wir **atmen** dabei **aus**. (Bild 37)

Nun kann das rechte Bein an das linke herangezogen werden. Wir begeben uns in die so genannte Ausgangsstellung (Bild 31) mit durchgestreckten Knien, die Hände befinden sich in der neutralen Handflächenhaltung in Höhe des Unterleibes, die Finger der beiden Hände zeigen aufeinander, die Handrücken sind zu Boden gerichtet. Wir wiederholen diese Übung nach beiden Seiten jeweils drei Mal im Wechsel. Zum Schluss stehen wir in der Neutralstellung, siehe Bild 38.

3.3.   **Übung Nr. 3**
             Mit einer Hand den Himmel stützen,
             um Milz- und Magenfunktion zu regulieren

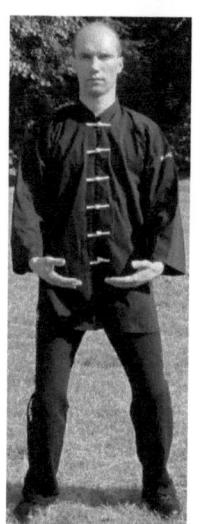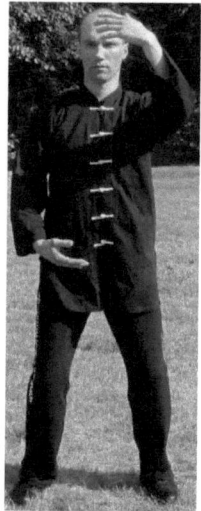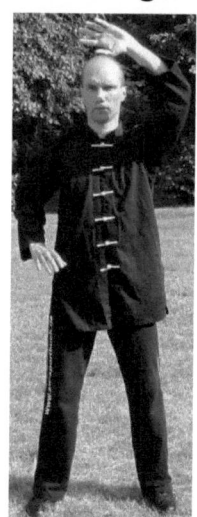

39   40   41

Die Übung beginnt aus der Abschlussposition der vorangegangenen Übung. Wir stehen in der Neutralstellung, die Hände befinden sich in der neutralen Handflächenhaltung in Höhe des Unterleibes, die Finger der beiden Hände zeigen aufeinander, die Handrücken sind zu Boden gerichtet. (Bild 39)

Der linke Arm wird vor dem Körper nach oben angehoben. Die Hand wird dabei so gekippt, dass die Handinnenfläche zum Körper zeigt und wir **atmen ein**. (Bild 40)

In Höhe der Stirn wird die Hand weiter eingedreht, so dass nun der Handrücken zum Praktizierenden zeigt. Die rechte Hand wird um 180 Grad gedreht und der Arm leicht zur rechten Hüfte zurückgezogen. (Bild 41)

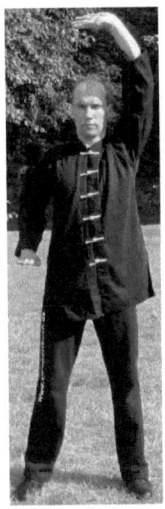 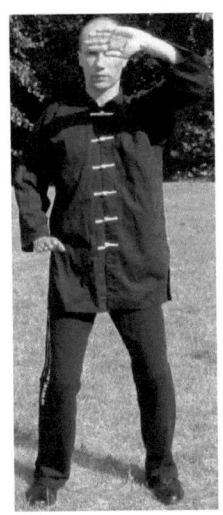 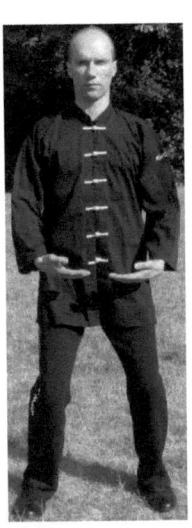

42   43   44

Bild 42 zeigt die Endposition dieser Übung. Der linke Arm ist nach oben gestreckt, der linke Ellenbogen zeigt dabei nach außen. Die Hand ist angewinkelt und bildet ein waagerechtes Dach über dem Kopf, die Finger zeigen nach rechts und der Handrücken zum Kopf des Praktizierenden. Die Brust ist heraus gestreckt. Schulter- und Brustmuskulatur werden gedehnt („Anspannung"). Die Knie sind durchgestreckt. Die rechte Hand befindet sich in Höhe des Hüftknochens. Die Finger zeigen nach vorne, die Handinnenfläche zu Boden.

Die Endposition wird aufgelöst, indem der linke Arm vor dem Körper nach unten geführt wird, wobei die Hand nun in umgekehrter Weise zurückgedreht wird. Dabei **atmen wir aus**. (Bild 43, Einleitung „Entspannung")

Beide Hände werden auf die Höhe des Unterleibs zurückgeführt, die Finger der beiden Hände zeigen aufeinander, die Handrücken sind zu Boden gerichtet. Die Knie sind wieder leicht gebeugt. (Bild 44)

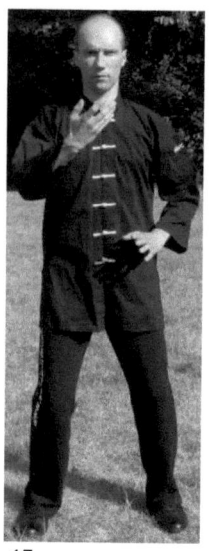 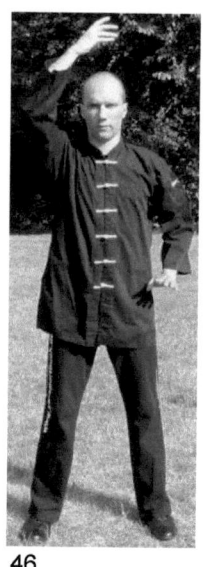 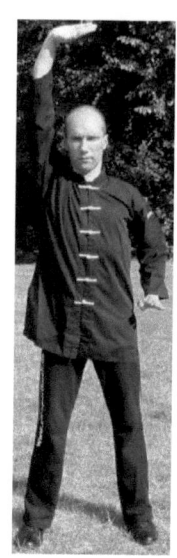

45   46   47

Nun wird die gleiche Übung mit der anderen Seite ausgeführt. Der rechte Arm wird vor dem Körper nach oben angehoben, wir **atmen ein**. Die Hand wird dabei so gekippt, dass die Handinnenfläche zum Körper zeigt. In Höhe der Stirn wird die Hand weiter eingedreht, so dass nun der Handrücken zum Praktizierenden zeigt. Die linke Hand wird um 180 Grad gedreht (die Handinnenfläche zeigt nun nach unten zu Boden) und der Arm leicht zurückgezogen. (Bilder 45 - 46)

Auf Bild 47 ist der rechte Arm nach oben gestreckt, der rechte Ellenbogen zeigt dabei nach außen. Die Hand ist angewinkelt und bildet ein waagerechtes Dach über dem Kopf, die Finger zeigen nach links und der Handrücken zum Kopf des Praktizierenden. Die Brust ist heraus gestreckt. Die linke Hand befindet sich in Höhe des Hüftknochens. Die Finger zeigen nach vorne, die Handinnenfläche zu Boden. Die Knie sind gestreckt.

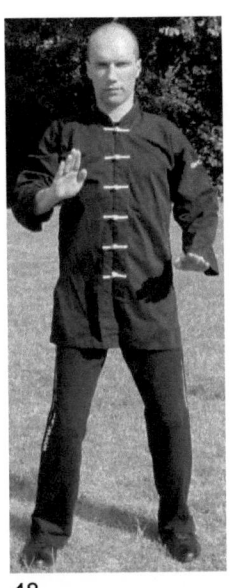 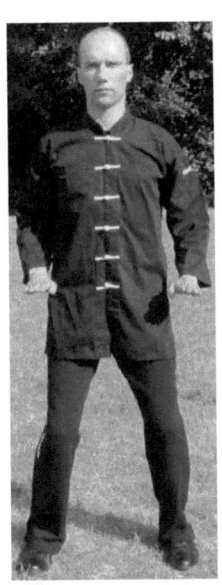

48   49

Die Übung wird mit beiden Seiten jeweils drei Mal im Wechsel durchgeführt. Nach der letzten Wiederholung werden die Knie wieder leicht gebeugt und die rechte Hand nach unten in Höhe des Hüftknochens geführt. (Bild 48)

Beachten Sie stets, dass beim Anheben des Armes (dabei **einatmen**) die Knie durchzustrecken und beim Herunterführen des Armes (dabei **ausatmen**) wieder zu beugen sind.

Auf Bild 49 befinden sich jetzt beide Hände in Höhe des jeweiligen Hüftknochens. Die Ellenbogen sind leicht angewinkelt und zeigen nach hinten. Die Hände befinden sich waagerecht zum Boden. Die Finger zeigen dabei nach vorne und die Handinnenflächen nach unten.

3.4.   Übung Nr. 4
Rückwärts schauen, um Krankheiten und Leiden zu vertreiben

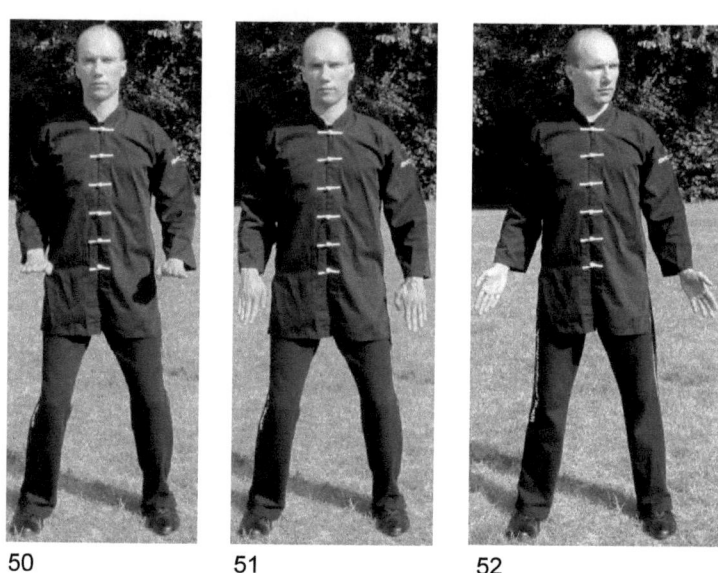

50   51   52

Wir starten aus der Abschlussposition der vorange-gangenen Übung. (Bild 50)

Die waagerechten Hände werden nach unten gekippt, so dass sie nun senkrecht mit zum Boden gerichteten Fingern an den Armen hängen. (Bild 51)

Die Knie werden durchgestreckt, die Arme und Handflächen jeweils nach außen gedreht und der Kopf wird nach links ausgerichtet. Dabei **atmen** wir **ein**. (Bild 52)

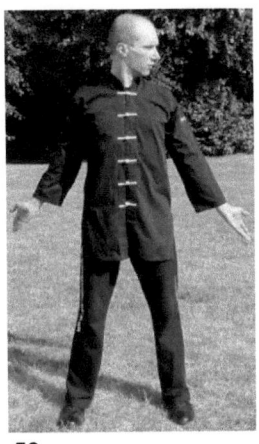 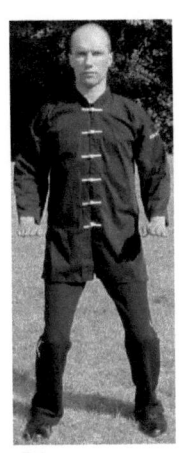 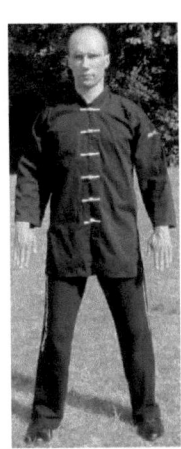

53   54   55

Die Arme und Handflächen werden maximal nach außen gedreht. Der Blick ist nach hinten-links gerichtet. Die Schulterblätter werden hinten zusammengeführt, die Brust heraus gedrückt und gedehnt (Prinzip „Anspannung"). Der gesamte Oberkörper bleibt gerade nach vorne gerichtet. Die Ellenbogen sind gestreckt. (Bild 53)

Arme und Kopf werden in die Ausgangsposition zurückgeführt und wir **atmen** dabei **aus**. Wir verlassen den Bereich der „Anspannung" in die „Entspannung". Beide Hände befinden sich in Höhe des jeweiligen Hüftknochens. Die Ellenbogen sind leicht angewinkelt und zeigen nach hinten. Die Hände befinden sich waagerecht zum Boden. Die Finger zeigen dabei nach vorne und die Handinnenflächen nach unten. Die Knie sind leicht gebeugt. Der Blick ist nach vorne gerichtet. (Bild 54)

Die waagerechten Hände werden nach unten gekippt, so dass sie nun senkrecht mit zum Boden gerichteten Fingern an den Armen hängen. (Bild 55)

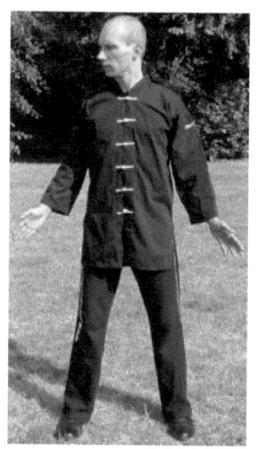 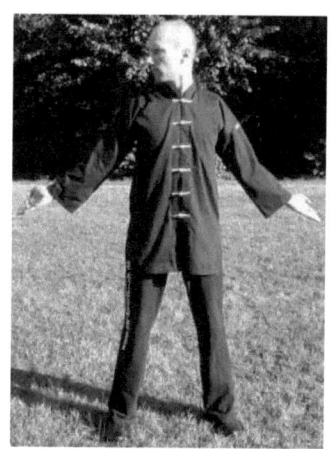 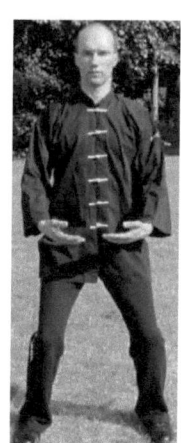

56   57   58

Jetzt wird die ganze Übung zur anderen Seite ausgeführt. Die Knie werden durchgestreckt, die Arme und Handflächen jeweils nach außen gedreht und der Kopf wird nach rechts ausgerichtet. Wir **atmen ein**. (Bild 56)

Die Arme und Handflächen werden maximal nach außen gedreht. Die Ellenbogen sind gestreckt. Der Blick ist nach hinten-rechts gerichtet. Die Schulterblätter werden hinten zusammengeführt, die Brust heraus gedrückt und die Brustmuskulatur gedehnt. Der gesamte Oberkörper bleibt gerade nach vorne gerichtet. Einen Moment in dieser dehnenden Position verweilen. (Bild 57)

Arme und Kopf werden anschließend in die Ausgangsposition des Bildes 50 zurückgeführt und wir **atmen** dabei **aus**. Alles beginnt von vorne. Die Übung wird zu beiden Seiten jeweils drei Mal ausgeführt.

Nach der letzten Ausführung wird die Neutralstellung eingenommen. Beide Hände werden auf die Höhe des Unterleibs zurückgeführt, die Finger der beiden Hände zeigen aufeinander, die Handrücken sind zu Boden gerichtet. Die Knie sind wieder leicht gebeugt. (Bild 58)

3.5. Übung Nr. 5
Den Kopf wiegen und das Steißbein bewegen, um das Herzfeuer zu verjagen

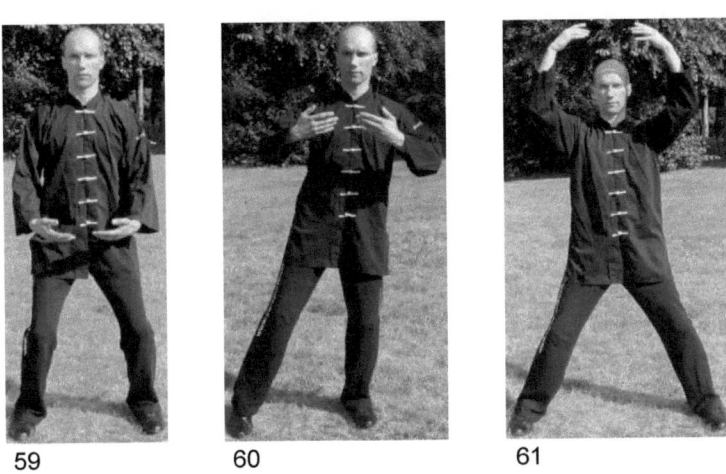

59   60   61

Übung Nr. 5 startet aus der Abschlussposition der Vorübung. (Bild 59)

Das Gewicht wird auf das linke Bein verlagert. Der rechte Fuß wird beginnend von der Ferse in Richtung Zehen hochgerollt, das Knie angewinkelt und das Bein angehoben. Die Hände werden vor dem Körper angehoben, wobei die Hände so gedreht werden, dass die Handinnenflächen auf den Praktizierenden zeigen. Beim Anheben **atmen** wir **ein**. (Bild 60)

Der rechte Fuß wird ein Stückchen nach rechts abgesetzt. Wir stehen in einem breiten Stand mit zunächst nahezu gestreckten Knien. Die Hände werden weiter bis über den Kopf angehoben und bilden ein Dach. Die Handinnenflächen zeigen in Richtung Kopf. (Bild 61)

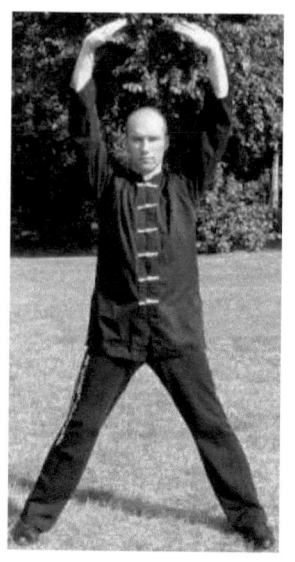

Die Knie sind nun gestreckt und die Hände werden über dem Kopf so eingedreht, dass die Handinnenflächen zum Himmel und die Handrücken zum Kopf des Praktizierenden zeigen. (Bild 62)

62

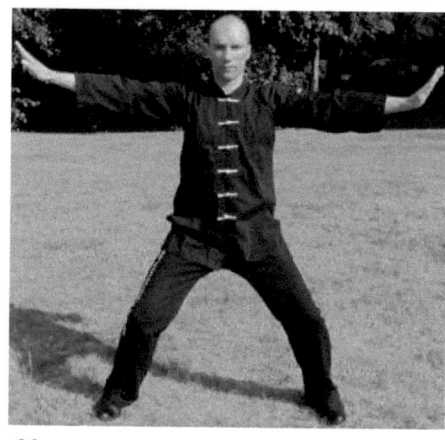

63

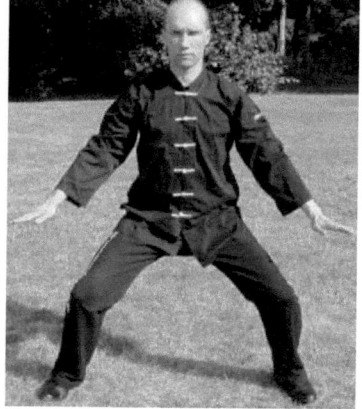

64

Die Knie werden gebeugt und die Reiterstellung eingenommen. Die gestreckten Arme werden jeweils in einem Halbkreis außen am Körper nach unten geführt, wobei wir **ausatmen**. (Bilder 63 – 64)

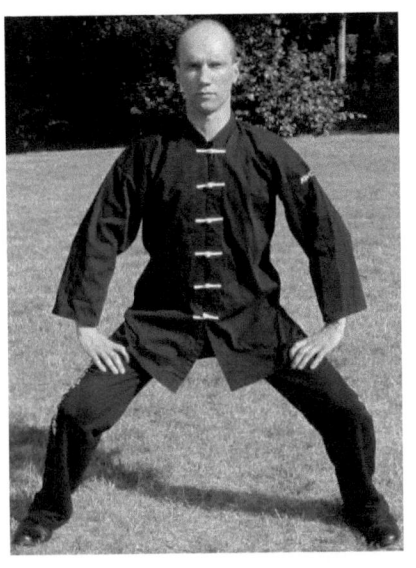 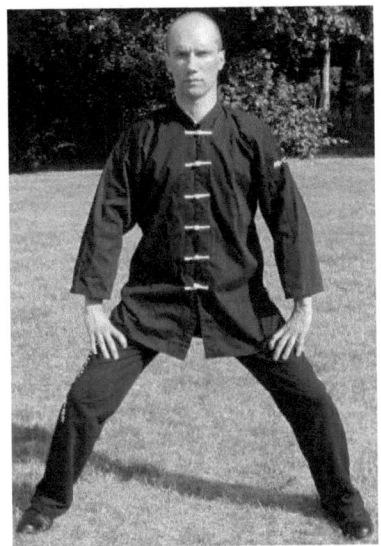

65 66

Die Reiterstellung wird sehr tief eingenommen. Die Hände werden jeweils auf dem Oberschenkel abgestützt. Die Hände sind dabei so eingedreht, dass die Finger aufeinander und die Daumen in Richtung des Praktizierenden zeigen. Die Ellenbogen sind leicht gebeugt bis nahezu gestreckt und nach vorne-außen gerichtet. (Bild 65)

Der Körper wird leicht angehoben, indem die Knie etwas gestreckt werden. Wir **atmen** dabei **ein**. Der Rücken ist gerade und der Blick nach vorne gerichtet. (Bild 66)

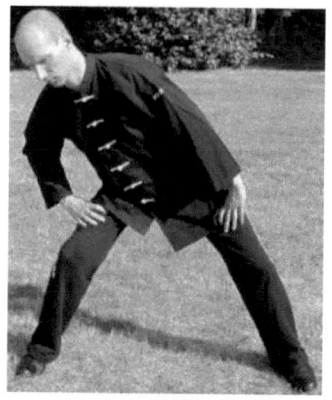

Der Oberkörper wird in der Hüfte nach rechts geneigt. Dabei wird der rechte Ellenbogen leicht gebeugt, während sich der linke Arm streckt. Wir beginnen mit dem **Ausatmen**. Ab hier beginnt die fließende Anspannungsphase mit partiellen Dehnelementen. (Bild 67)

67

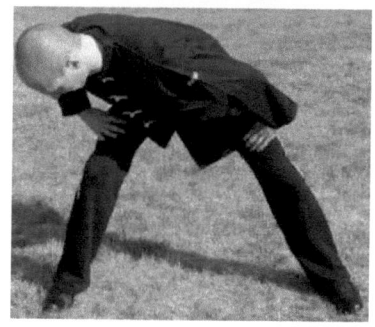

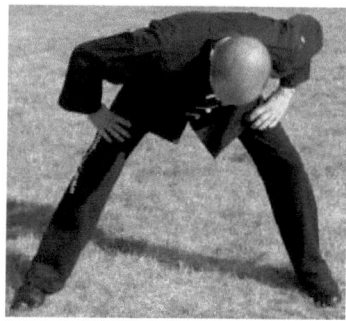

68   69

Der Oberkörper wird nach unten in Richtung des rechten Oberschenkels geneigt. Der Blick ist auf die rechte Fußspitze gerichtet. Das Körpergewicht wird auf das rechte Bein verlagert, während das linke Bein etwas gestreckt wird. (Bild 68)

Der Oberkörper wird in einer waagerechten Bewegung nach links bewegt, während der Blick von der Fußspitze des rechten Fußes zur rechten Ferse wandert. Von dieser Bewegung hat diese Übung den Namen „Den Kopf wiegen....". Das Steißbein wird in die andere, jeweils entgegengesetzte Richtung bewegt. Es wird weiter **ausgeatmet**. (Bild 69)

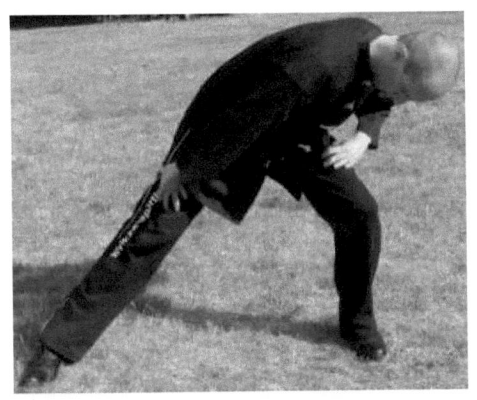

70

Der Oberkörper wird
weiter nach links
geführt. Das
Körpergewicht wird auf
das linke Bein
verlagert, das rechte
Bein und der rechte
Arm werden gestreckt.
Der Blick ist noch auf
die Ferse des rechten
Fußes gerichtet. Die Stellung der Füße wird die ganze
Zeit über nicht verändert. (Bild 70)

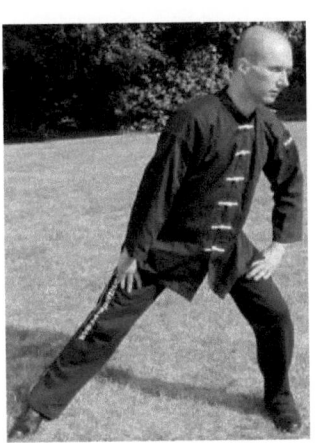

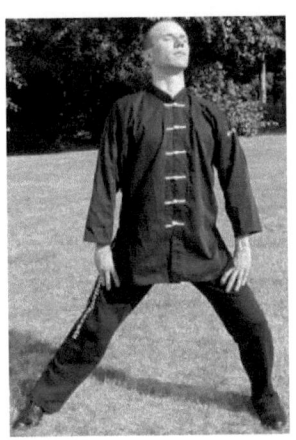

71   72

Der Oberkörper wird aufgerichtet und dabei **atmen** wir
nun **ein**. Der Blick ist schräg nach links gerichtet. (Bild
71)
Weitere Aufrichtung des Oberkörpers und Eindrehung
nach rechts zur Mitte, der Kopf wird in eine leichte
Rückwärtslage gebracht. (Bild 72)

35

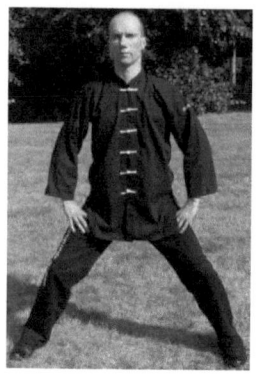 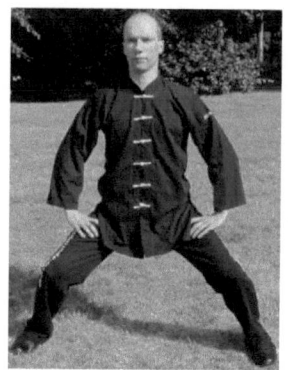 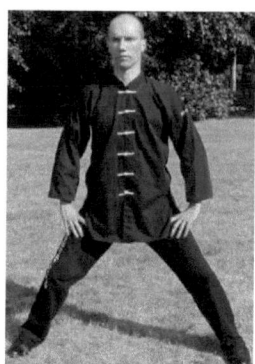

73   74   75

Der Oberkörper wurde jetzt wieder in eine gerade, nach vorne gerichtete Position gebracht. Der Kopf hat eine senkrechte Stellung, der Blick ist nach vorne gerichtet. (Bild 73, Beginn der Phase „Entspannung")

Wir senken unseren Schwerpunkt durch Beugen der Knie in die tiefe Reiterstellung ab, wobei wir **ausatmen** (Entspannungsphase). Dies ist ein gutes Training für die Oberschenkelmuskulatur. Die Hände werden jeweils auf dem Oberschenkel abgestützt. Die Hände sind dabei so eingedreht, dass die Finger aufeinander und die Daumen in Richtung des Praktizierenden zeigen. Die Ellenbogen sind leicht gebeugt bis nahezu gestreckt und nach vorne-außen gerichtet. (Bild 74)

Der Körper wird leicht angehoben, indem die Knie etwas gestreckt werden. Wir **atmen ein**. Der Rücken ist gerade und der Blick nach vorne gerichtet. Nun wird die gleiche Übung zur anderen Körperseite ausgeführt. (Bild 75)

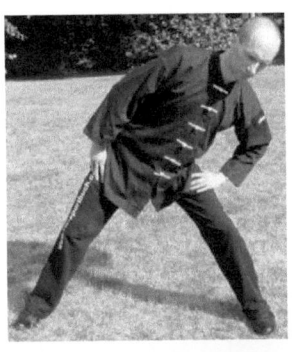

Der Oberkörper wird in der Hüfte nach links geneigt. Dabei wird der linke Ellenbogen leicht gebeugt, während sich der rechte Arm streckt. Wir beginnen **auszuatmen** und leiten wieder die fließende Anspannungsphase ein. (Bild 76)

76

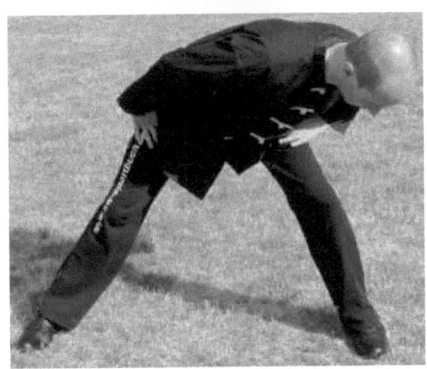

77

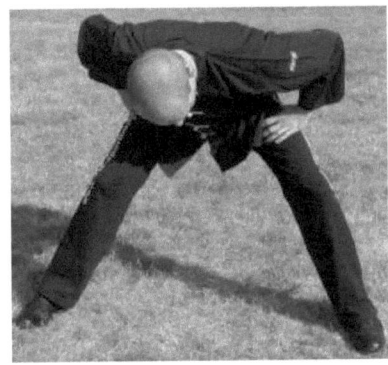

78

Der Oberkörper wird nach unten in Richtung des linken Oberschenkels geneigt. Der Blick ist auf die linke Fußspitze gerichtet. Das Körpergewicht wird auf das linke Bein verlagert, während das rechte Bein etwas gestreckt wird. (Bild 77)

Der Oberkörper wird in einer waagerechten Bewegung nach rechts bewegt, während der Blick von der Fußspitze des linken Fußes zur linken Ferse wandert. Wir „wiegen" den Kopf, während das Steißbein in die andere, jeweils entgegengesetzte Richtung bewegt wird. Wir **atmen** weiter **aus**. (Bild 78)

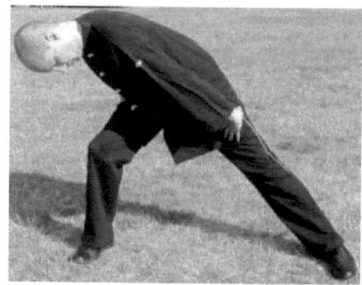

79

Der Oberkörper wird weiter nach rechts geführt. Das Körpergewicht wird auf das rechte Bein verlagert, das linke Bein und der linke Arm werden gestreckt. Der Blick ist noch auf die Ferse des linken Fußes gerichtet. Die Stellung der Füße wird die ganze Zeit über nicht verändert. (Bild 79)

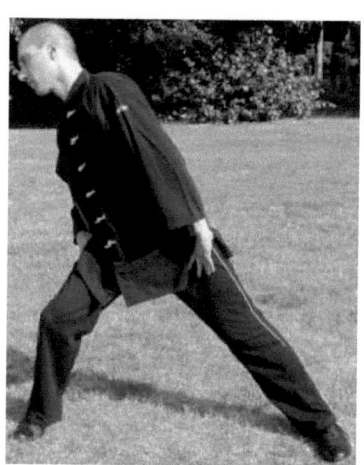

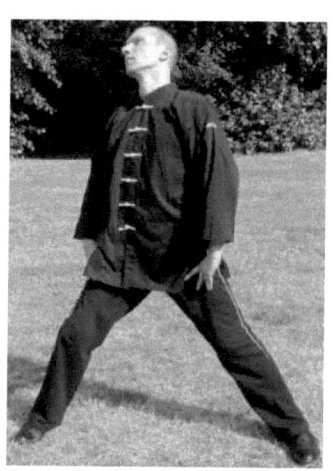

80   81

Der Oberkörper wird aufgerichtet, wir **atmen** dabei **ein** und der Blick ist nun schräg nach rechts gerichtet. (Bild 80)

Weitere Aufrichtung des Oberkörpers und Eindrehung nach links zur Mitte, der Kopf wird in eine leichte Rückwärtslage gebracht. (Bild 81)

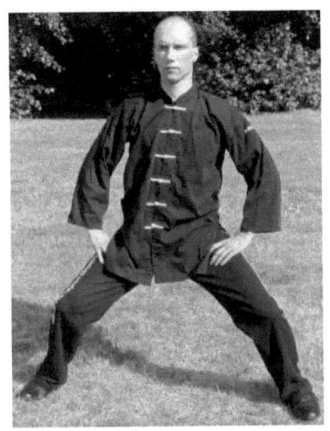 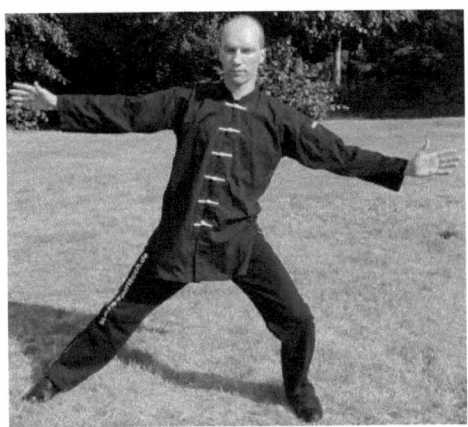

82   83

Der Oberkörper wurde jetzt wieder in eine gerade, nach vorne gerichtete Position gebracht. Der Kopf hat eine senkrechte Stellung, der Blick ist nach vorne gerichtet. Die Entspannungsphase beginnt. (Bild 82)

Die Knie werden gebeugt, der Körperschwerpunkt in die Reiterstellung abgesenkt und wir **atmen aus** (Entspannungsphase). Die Übung beginnt wieder von vorne in die andere Richtung (ab Bild 65) und wird insgesamt pro Seite jeweils drei Mal ausgeführt. Nach der letzten Ausführung lösen wir die Stellung aus Bild 82 auf.

Das Körpergewicht wird auf das linke Bein verlagert, das rechte Bein wird gestreckt. Die Hände lösen sich von den Oberschenkeln und die Arme werden gestreckt seitlich am Körper jeweils in einer Halbkreisbewegung nach oben geführt. Wir **atmen ein**. (Bild 83)

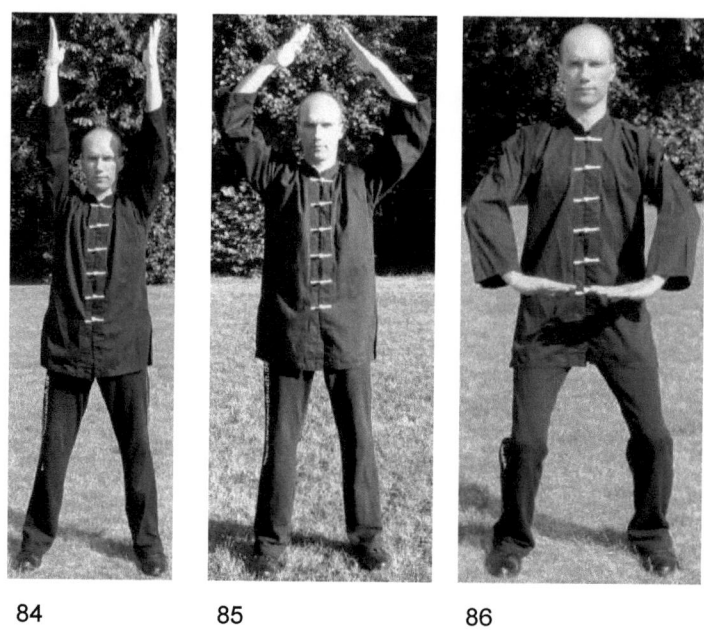

84   85   86

Der rechte Fuß wird in Richtung des linken Fußes in eine schulterbreite Stellung herangezogen. Die Halbkreisbewegung der Arme wird weiter vollzogen, bis die gestreckten Arme senkrecht in den Himmel zeigen und sich rechts und links vom Kopf befinden. Dabei zeigen die Handinnenflächen aufeinander. Die Knie sind jetzt durchgestreckt. (Bild 84)

Die Ellenbogen werden gebeugt und die Hände vor dem Körper nach unten geführt. Die Finger zeigen aufeinander und die Handinnenflächen sind zum Boden gerichtet. Die Knie werden leicht gebeugt und die Neutralstellung eingenommen. Die leicht gebeugten Ellenbogen zeigen nun nach außen. Wir **atmen** bei der Abwärtsbewegung der Hände **aus**. (Bilder 85 bis 86)

3.6. **Übung Nr. 6**
Den Oberkörper nach unten beugen und
mit beiden Händen die Füße berühren,
um Hüften und Nieren zu stärken

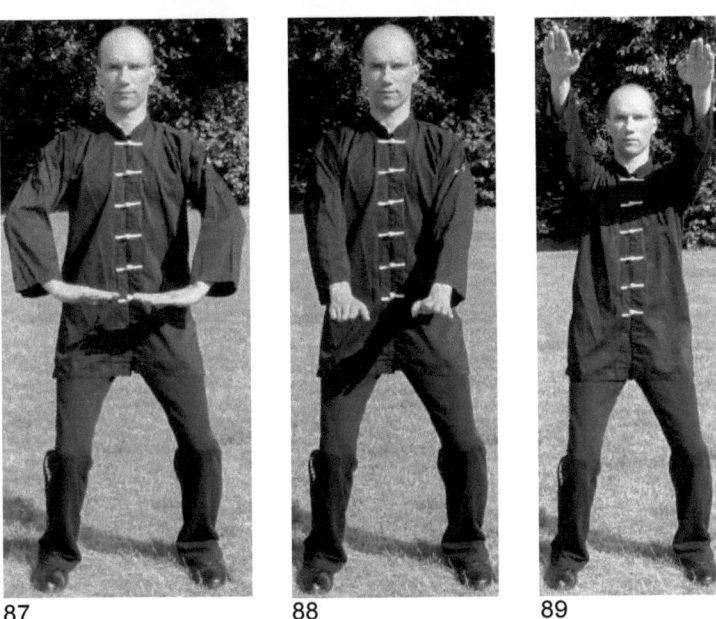

87   88   89

Übung Nr. 6 schließt an die Abschlussposition der
Vorübung in der Neutralstellung an. (Bild 87)

Die Ellenbogen werden gestreckt und die Finger werden
nach vorne ausgerichtet. Die Handinnenflächen zeigen
immer noch zu Boden. (Bild 88)

Nun werden die gestreckten Arme vor dem Körper
angehoben, wobei wir **einatmen**. Die nach oben
gebeugten Handgelenke werden gestreckt und bilden
nun eine Linie mit den Armen. (Bild 89)

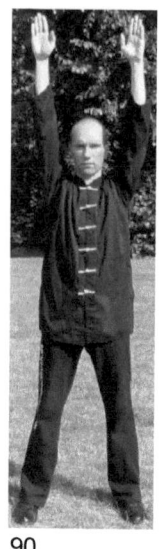 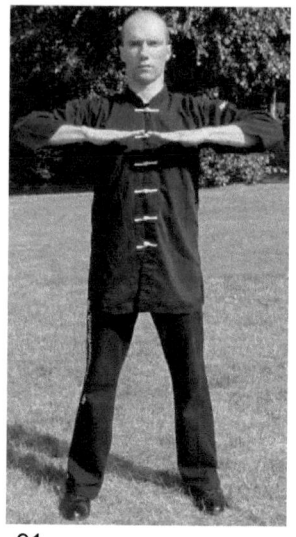 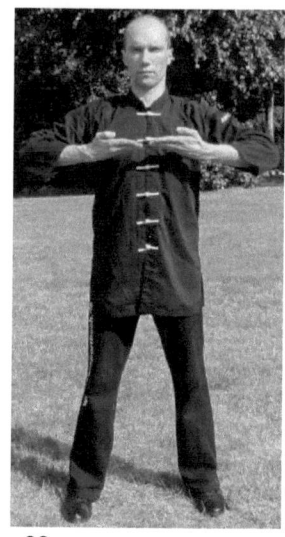

90   91   92

Die Arme werden senkrecht in den Himmel gestreckt, bis sie sich rechts und links neben dem Kopf des Praktizierenden befinden. Die Handinnenflächen zeigen dabei nach vorne. Die Knie werden durchgestreckt. (Bild 90)

Die Ellenbogen werden gebeugt, die Hände vor dem Körper bis auf Brusthöhe gebracht und wir **atmen aus**. Die Finger zeigen dabei aufeinander, die Handinnenflächen zu Boden und die Ellenbogen jeweils nach außen. (Bild 91)

Die Hände werden nach außen gedreht, so dass die Handinnenflächen nun nach oben zeigen. Ansonsten wird die Armstellung beibehalten. Wir beginnen **einzuatmen**. (Bild 92)

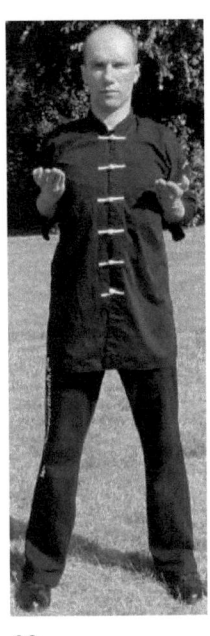 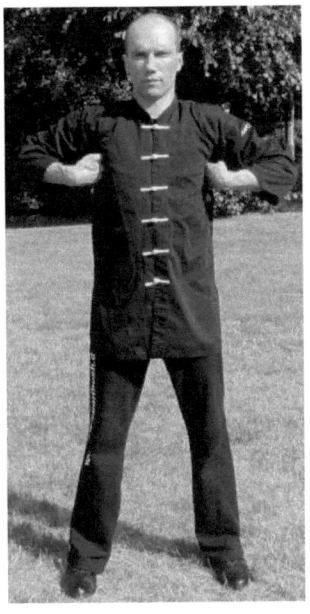 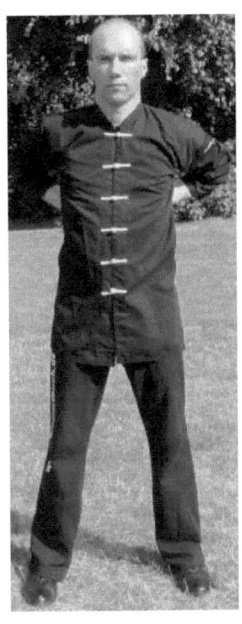

93   94   95

Die Arme werden eng an den Körper angelegt und die Ellenbogen zeigen nun nach hinten, die Finger nach vorne. (Bild 93)

Die Hände werden unter den Achseln eingerollt, wobei sich die Ellenbogen nach außen richten. Das Einrollen geschieht über die Handrücken, die Kontakt zum Körper haben. Wir **atmen** weiter **ein**. (Bild 94)

Die Hände werden nach hinten weitergeführt, bis die Handinnenflächen rechts und links von der Wirbelsäule aufliegen. Die Ellenbogen zeigen dabei nach hinten, die Finger zu Boden. (Bild 95)

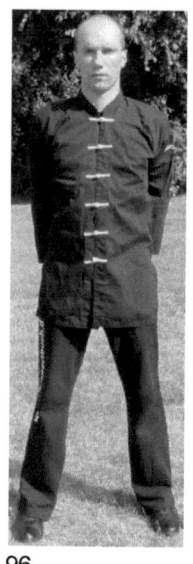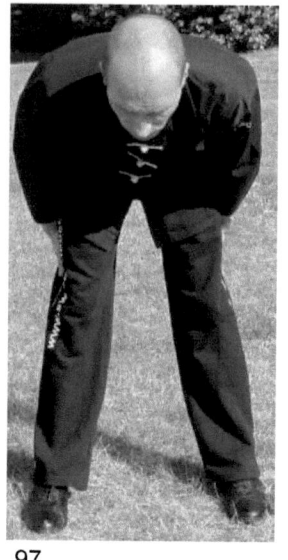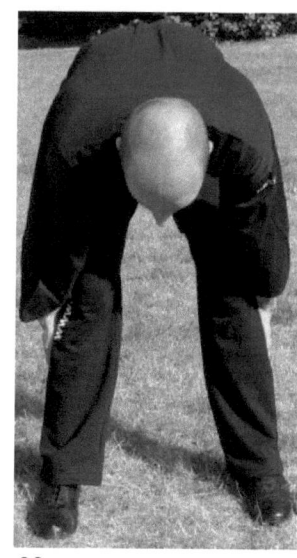

96   97   98

Die Hände gleiten mit den Handinnenflächen links und rechts an der Wirbelsäule bis zum Gesäß herab. (Bild 96)

Wenn die Arme gestreckt sind, wird der Oberkörper nach vorne gebeugt und die Hände gleiten an der Rückseite der Oberschenkel weiter herunter. Bei der Abwärtsbewegung **atmen** wir **aus**. (Bild 97)

Die Hände werden an der Rückseite der Beine bis zu den Fersen hinuntergeführt, wobei die Knie durchgestreckt bleiben. Jeder Praktizierende bleibt dabei im Rahmen seiner Möglichkeiten. Es ist nicht schlimm, wenn man nicht bis ganz nach unten mit den Händen kommt. Mit der Zeit und intensivem Training wird sich Ihre Beweglichkeit verbessern. (Bilder 98 bis 99 auf Seite 45)

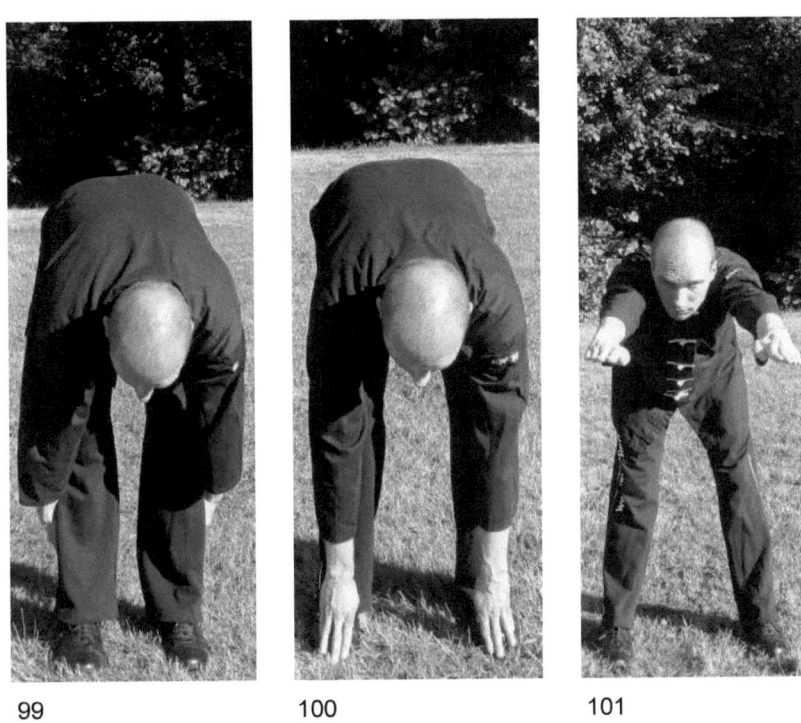

99   100   101

Die Hände werden außen an den Füßen nach vorne geführt und berühren diese. Der Blick ist nach vorne-unten gerichtet. Die Knie sind durchgestreckt. Diese Position ist einen Moment zu halten. Dabei dehnen wir uns. (Bild 100)

Als erstes werden lediglich die Arme nach vorne-oben angehoben, ohne dass der Oberkörper bewegt wird. Wenn dies maximal geschehen ist, wird auch der Oberkörper langsam aufgerichtet. Bei der Aufwärtsbewegung **atmen** wir **ein**. (Bild 101)

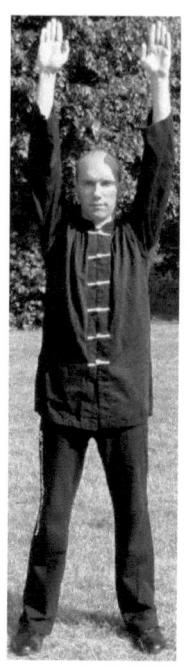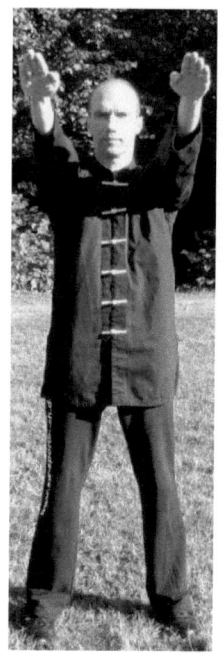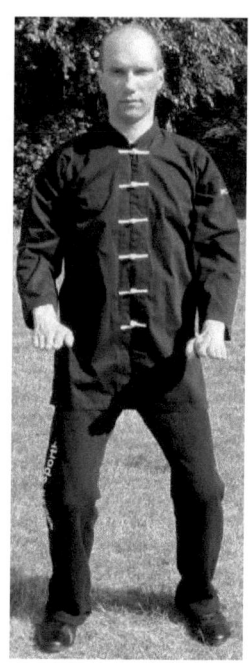

102   103   104

Der Oberkörper wird senkrecht aufgerichtet. Die gestreckten Arme zeigen senkrecht in den Himmel, wobei die Handinnenflächen nach vorne zeigen. Die Knie sind immer noch durchgestreckt. (Bild 102)

Jetzt beginnt die Übung von vorne ab Bild 90. Sie wird sechs Mal wiederholt. Nach der letzten Wiederholung befinden wir uns wieder in der Position des Bildes 102. Die Arme werden nach vorne abgesenkt, die Ellenbogen leicht gebeugt, die Finger zeigen nach vorne, die Handinnenflächen zeigen zu Boden und die Hände befinden sich etwa in Hüfthöhe vor und nah am Körper. Bei der Abwärtsbewegung **atmen** wir wieder **aus** und beugen leicht die Knie. (Bilder 103 bis 104)

3.7. Übung Nr. 7
Die Fäuste ballen und abwechselnd ausstrecken sowie mit den Augen funkeln, um die Kraft zu vermehren

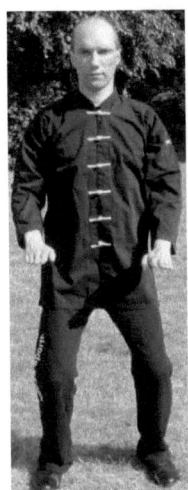 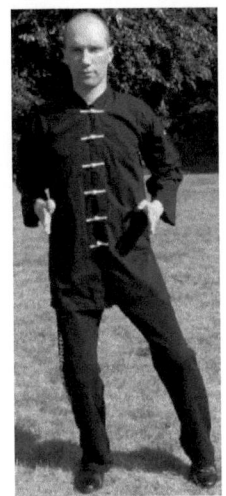 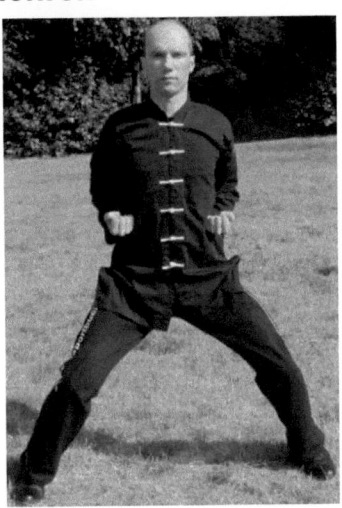

105   106   107

Übung Nr. 7 startet aus der Abschlussposition der vorangegangenen Übung. (Bild 105)

Das Gewicht wird auf das rechte Bein verlagert. Das linke Bein wird angehoben, indem das Knie weiter angewinkelt wird und der linke Fuß beginnend bei der Ferse in Richtung Zehen hochgerollt wird. Der Fuß wird ein Stück nach links versetzt. Die Hände werden zur Taille angehoben und es werden Fäuste gebildet. Dabei **atmen wir ein**. (Bild 106)

Nach dem Absenken des Körperschwerpunktes stehen wir nun in der tiefen Reiterstellung. Etwa in Taillenhöhe liegen die Fäuste mit den Faustrücken zu Boden zeigend eng am Körper an. Die Ellenbogen sind nach hinten gerichtet. (Bild 107)

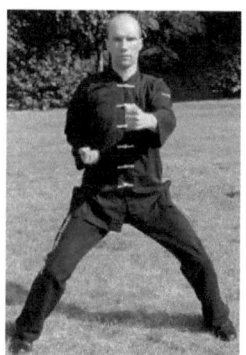 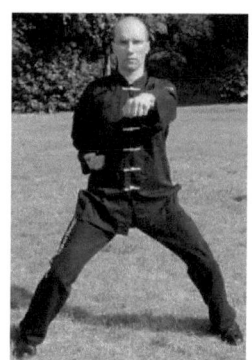 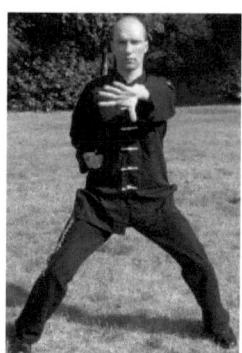

108   109   110

Der linke Arm wird mit der geballten Faust (zum Ballen einer Faust siehe Bilder 4 bis 7 auf S. 12) nach vorne in die Mitte gestreckt, wobei wir **ausatmen**. Der Oberkörper und die Schultern bleiben gerade frontal ausgerichtet. Der Blick ist funkelnd auf die agierende Faust gerichtet. Manche sprechen auch von „wütend auf die Faust starren", je nach Übersetzung aus dem Chinesischen. (Bild 108)

Die linke Faust wird soweit eingedreht, bis der Faustrücken zum Himmel zeigt. Der Ellenbogen ist in der Endposition immer noch ganz leicht gebeugt, das schont das Gelenk. Faust und Arm bilden eine Linie. Die rechte Faust befindet sich immer noch an der Taille. Während der gesamten Übung wird die Reiterstellung nicht verlassen. Das trainiert die Oberschenkelmuskulatur. (Bild 109)

Die Faust wird geöffnet und alle Finger werden abgespreizt. Dabei wird der gesamte Arm nach rechts im Uhrzeigersinn eingedreht. (Bild 110)

48

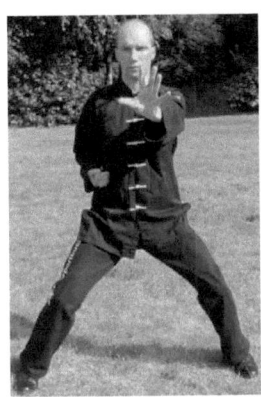
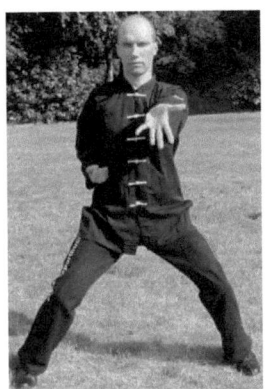
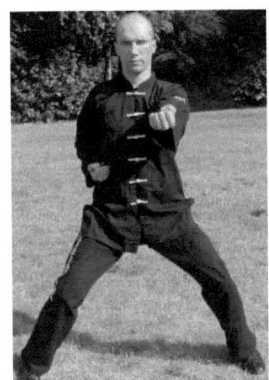

111   112   113

Nun wird der Arm in die andere Richtung nach links entgegen dem Uhrzeigersinn gedreht. Dies erfolgt soweit, bis der Handrücken zu Boden zeigt. Der Drehimpuls geht von der Hand aus. Die Armmuskulatur wird gedehnt. Das entspricht dem Wechselprinzip zwischen Anspannung beim Ausstrecken der geballten Faust und Entspannung/Dehnung beim Drehen des Armes mit der geöffneten Hand. (Bilder 111 bis 112)

Wir ballen erneut mit der linken Hand eine Faust gemäß der Beschreibung im Kapitel 2 „Grundhaltungen" (Bilder 4 bis 7 auf Seite 12). Der Faustrücken zeigt zum Boden. (Bild 113)

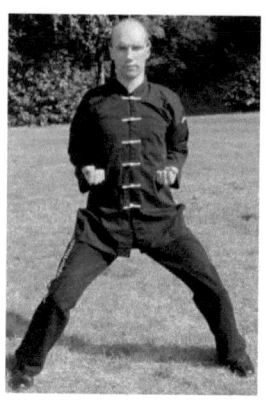 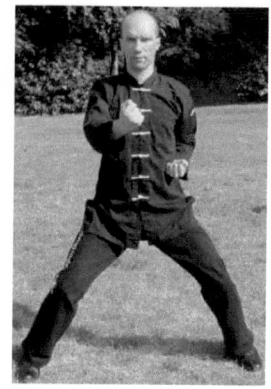 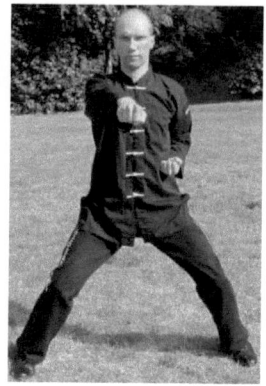

114   115   116

Jetzt wird die Faust unter Beugung des Ellenbogengelenks zurück in ihre Ausgangsposition an die Taille gezogen, wobei wir **einatmen**. Beide Ellenbogen sind nach hinten gerichtet. (Bild 114)

Die rechte Faust wird nach vorne in die Mitte gestoßen und dabei um 180 Grad eingedreht, so dass in der Endposition der Faustrücken nach oben zum Himmel zeigt. Der Ellenbogen wird dabei dicht am Körper geführt. Der Oberkörper und die Schultern bleiben gerade frontal ausgerichtet. Der Blick ist wieder funkelnd auf die agierende Faust gerichtet. Der ganze Vorgang hat langsam aber zugleich kraftvoll zu erfolgen. Dabei wird **ausgeatmet**. (Bilder 115 bis 116)

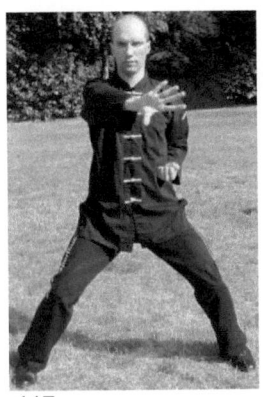 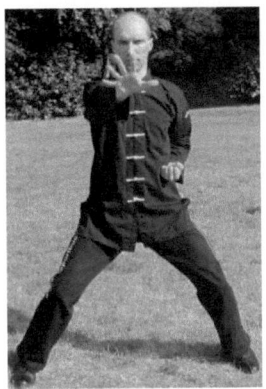 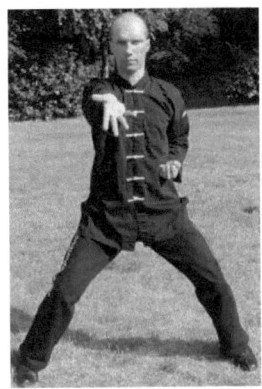

117   118   119

Die Faust wird geöffnet und alle Finger werden abgespreizt. Dabei wird der gesamte Arm nach links entgegen des Uhrzeigersinns eingedreht. (Bild 117)

Nun wird der Arm in die andere Richtung nach rechts im Uhrzeigersinn gedreht. Dies erfolgt soweit, bis der Handrücken zu Boden zeigt. Der Drehimpuls geht von der Hand aus. Die Armmuskulatur wird gedehnt. Das entspricht dem Wechselprinzip zwischen Anspannung beim Ausstrecken der geballten Faust und Entspannung/Dehnung beim Drehen des Armes mit der geöffneten Hand. (Bilder 118 bis 119)

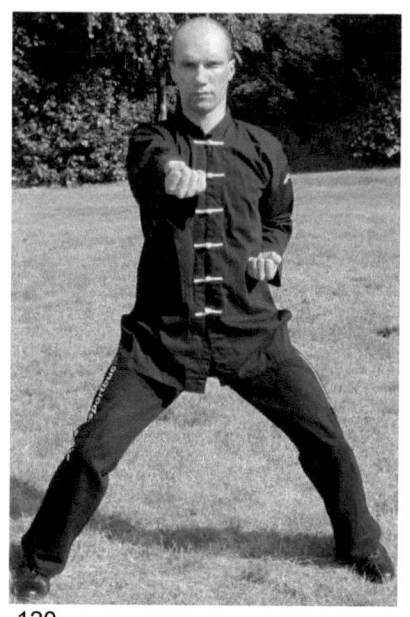
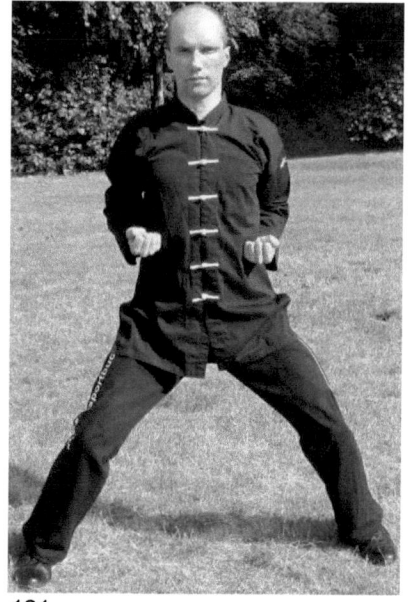

120   121

Wir ballen erneut mit der rechten Hand eine Faust gemäß
den Bildern 4 bis 7 auf Seite 12. Der Faustrücken zeigt
zum Boden. (Bild 120)

Jetzt wird die Faust unter Beugung des
Ellenbogengelenks zurück in ihre Ausgangsposition an
die Taille gezogen. Wir **atmen** dabei **ein**. (Bild 121)

Die Übung wird zu beiden Seiten jeweils drei Mal
ausgeführt. Nach der letzten Wiederholung stehen wir
wieder in der Position des Bildes 121.

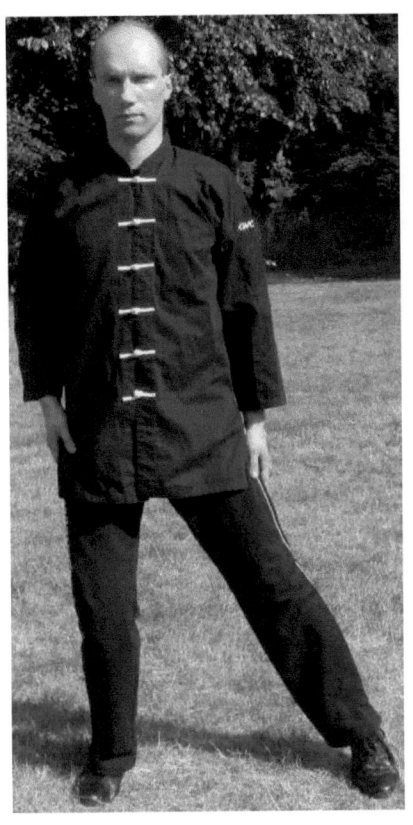
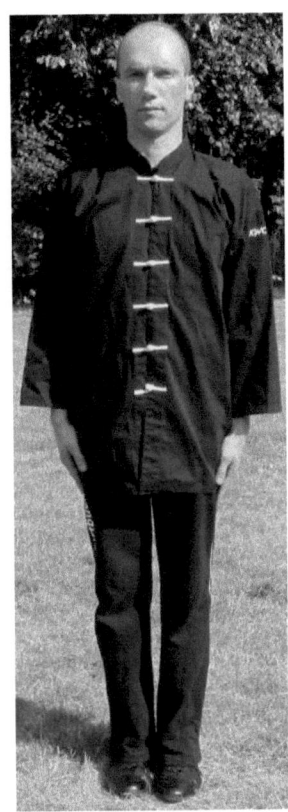

122   123

Aus der Position des Bildes Nr. 121 verlagern wir das Körpergewicht auf das rechte Bein und ziehen dann das linke Bein an das rechte heran, bis beide Füße nebeneinander stehen. Die Knie werden durchgestreckt. Die Fäuste werden geöffnet und die Hände gleiten am Körper von der Taille seitlich an den Beinen herab, wo sie anliegend verbleiben. Der Blick ist nach vorne gerichtet. Wir **atmen aus**. (Bilder 122 bis 123)

3.8. Übung Nr. 8
Siebenmal die Fersen heben und fallenlassen, um Krankheiten zu verjagen

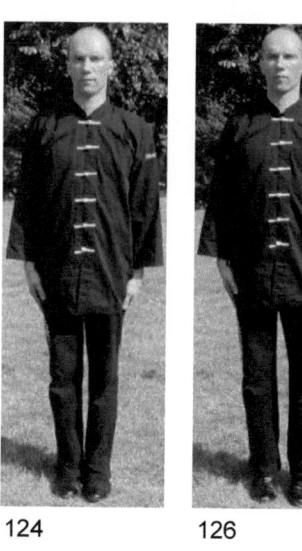

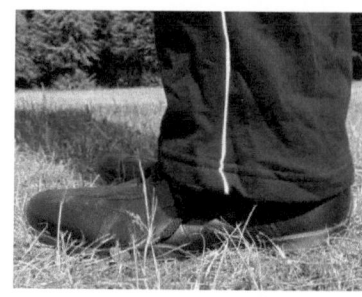

125

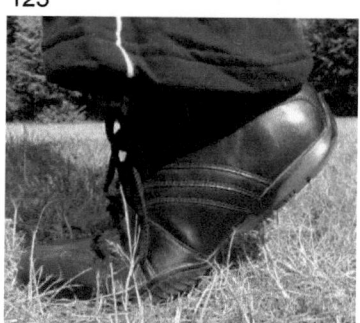

127

124   126

Wir starten aus der Abschlussposition der vorangegangenen Übung. (Bild 124)
Die Füße stehen eng parallel und die Fußsohlen liegen flach auf dem Boden auf. (Bild 125)

Der Hals wird nach oben gestreckt. Die Fersen werden maximal angehoben, so dass wir auf den Fußballen stehen. Dabei **atmen** wir **ein**. Diese Position wird einen Moment gehalten („Anspannungsphase"). (Bilder 126 + 127)

Dann wird der Körper mit einer leicht federnden Bewegung auf die Fersen fallengelassen, wobei wir **ausatmen** („Entspannungsphase"). Durch die federnde Bewegung wird der Boden mehrfach leicht berührt, was die Gelenke und die Wirbelsäule stimuliert. Dabei die Schultern locker lassen. Der ganze Körper ist entspannt. Diese Übung wird sieben Mal wiederholt und ist auch ein gutes Training für das Gleichgewichtsorgan.

3.9.   <u>Abschlussposition und -übungen</u>

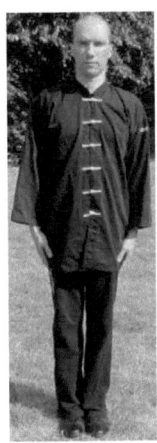 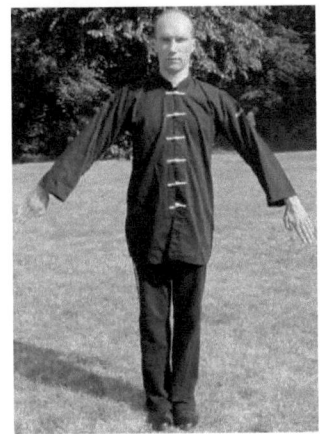 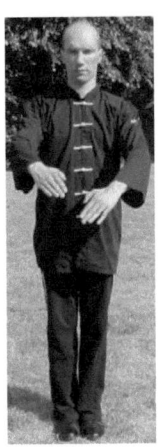

128   129   130

Aus der Abschlussposition der letzten Übung beenden wir jetzt die Gesamtübung, indem wird die gestreckten Arme seitlich vom Körper abspreizen. Die Handinnenflächen zeigen dabei nach hinten. (Bilder 128 bis 129)

Dann führen wir die Arme jeweils in einer bogenförmigen Bewegung vor dem Körper zusammen und legen die rechte über die linke Hand (Männer). Frauen legen die linke über die rechte Hand. (Bild 130)

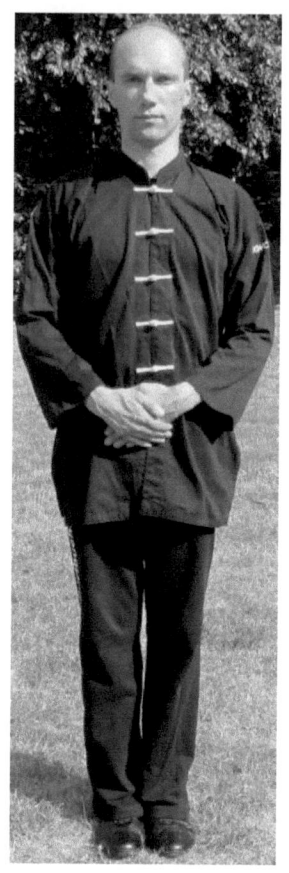
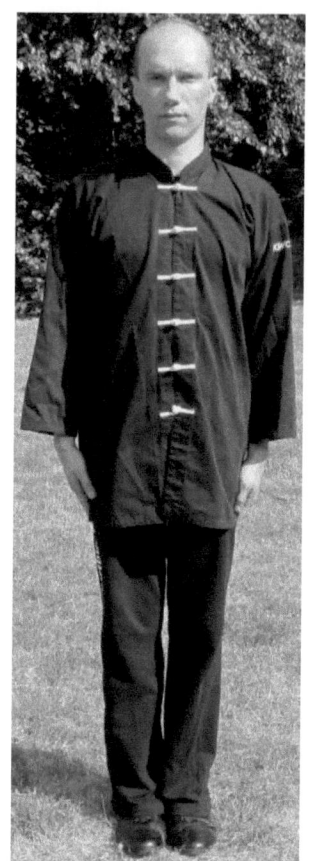

131   132

Die gekreuzten Hände werden auf das untere Dantian gelegt. Die Arme liegen locker am Körper an. Die Ellenbogen sind leicht gebeugt. Wir halten einen Moment inne und sammeln uns und unser Qi. Dabei atmen wir ruhig und gleichmäßig. (Bild 131)

Dann lösen sich die Hände voneinander und werden seitlich zum Körper geführt, wo die gestreckten Arme an den Körper angelegt werden. (Bild 132)

Die Übungen des Ba Duan Jin sind hiermit beendet, anschließend folgen noch einige Abschlussübungen zum Abwärmen. Die Zirkulation der inneren Energien wird beruhigt, der Körper auf das Ende der Übung eingestimmt und die Muskeln entspannt.

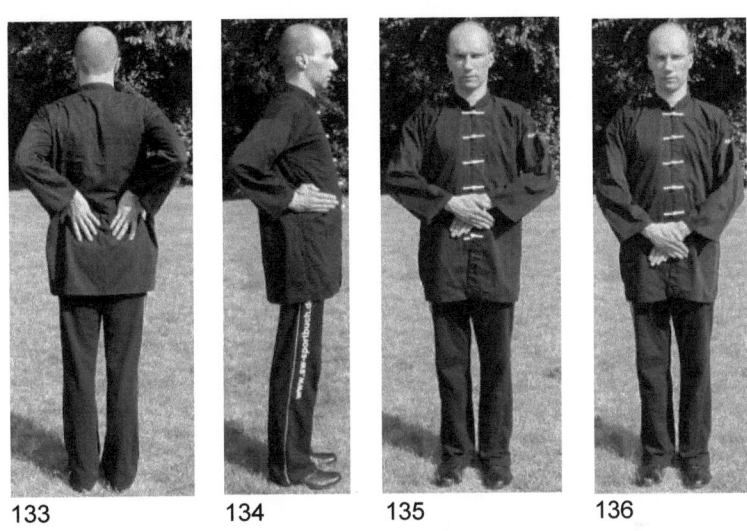

133   134   135   136

Bild 133: „Reibe die Shenshu"
Die Handinnenflächen reiben in Höhe der Lendenwirbelsäule von oben nach unten und zurück.

Bild 134: „Schließe den Daimai"
In einer waagerechten Bewegung wird vor und zurück die Taille gerieben.

Bilder 135 bis 136: „Reibe das Dantian"
In einer Auf- und Abwärtsbewegung wird das Dantian mit den übereinander gelegten Händen gerieben. Wer möchte, kann das Dantian auch mit einer kreisenden Bewegung entgegen dem Uhrzeigersinn reiben.

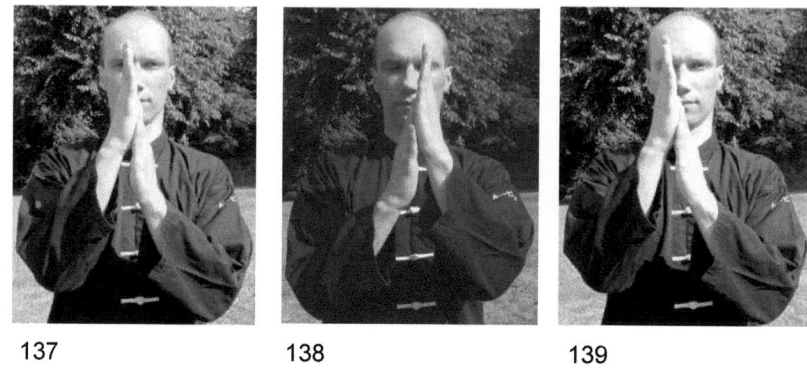

137 138 139

Bilder 137 bis 139: Reiben Sie die Handflächen in einer Auf- und Abwärtsbewegung schnell aneinander.

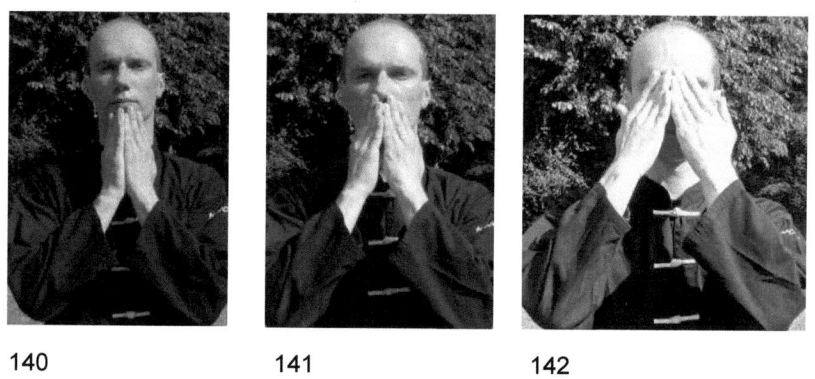

140 141 142

Legen Sie die Hände auf das Kinn. Massieren Sie um den Mund herum und über die Nasenflügel zur Stirn. (Bilder 140 bis 142)

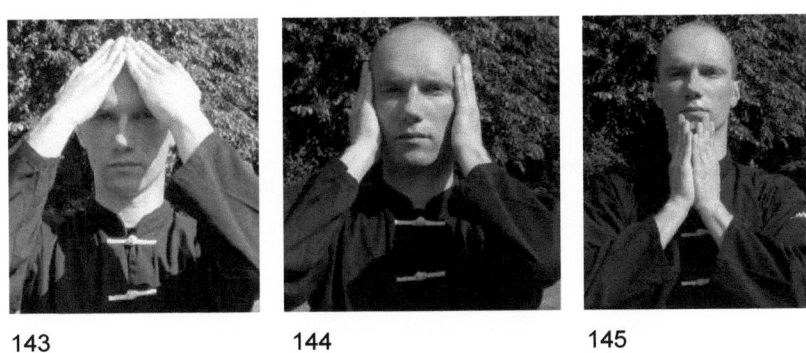

143 144 145

Führen Sie die Hände weiter über die Mitte der Stirn nach außen am Kopf und wieder zum Kinn. Wiederholen Sie die Gesichtsmassage drei Mal. (Bilder 143 bis 145)

4. **Buchempfehlungen**

„Die 24er Pekingform Taijiquan by Stefan Wahle"

- Meditation in Bewegung -

ISBN 978-3-8423-8185-8

zu beziehen über den Buchhandel oder über
www.amazon.de

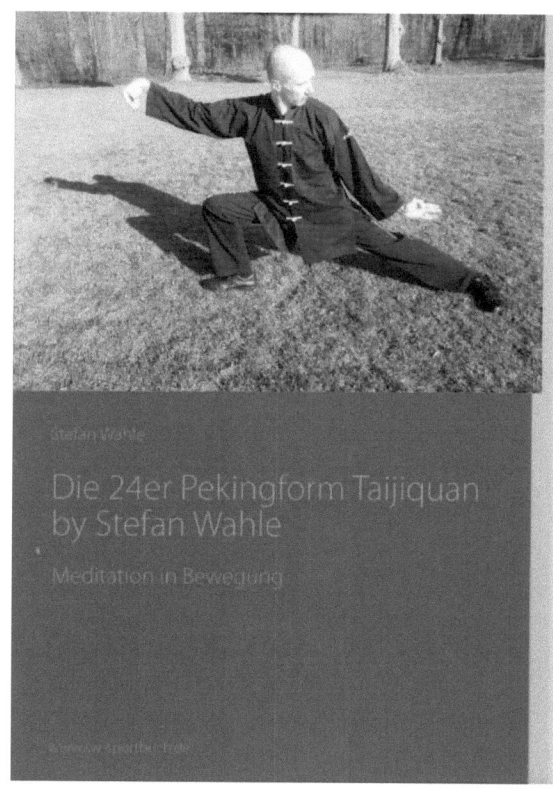

Die 24er Pekingform Taijiquan im Yang-Stil wird mit über 200 Fotos im Detail dargestellt. Jeder kleine Zwischenschritt dieser beliebten Taiji-Form ist erkennbar und auch für Anfänger nachvollziehbar. Ergänzt wird das Ganze durch ausführlich erklärende Texte. Die Pekingform ist ideal, um einen ersten Einstieg ins Taiji sowie Harmonie von Körper, Geist und Seele zu finden. Der Autor ist Mitglied im Taijiquan & Qigong Netzwerk Deutschland e.V..

Paperback, 116 Seiten, über 200 Fotos

Verlag BoD Norderstedt

Preis: EUR 9,95

„Das Spiel der 5 Tiere Qi Gong by Stefan Wahle"

ISBN 978-3-8423-8191-9

zu beziehen über den Buchhandel oder über
www.amazon.de

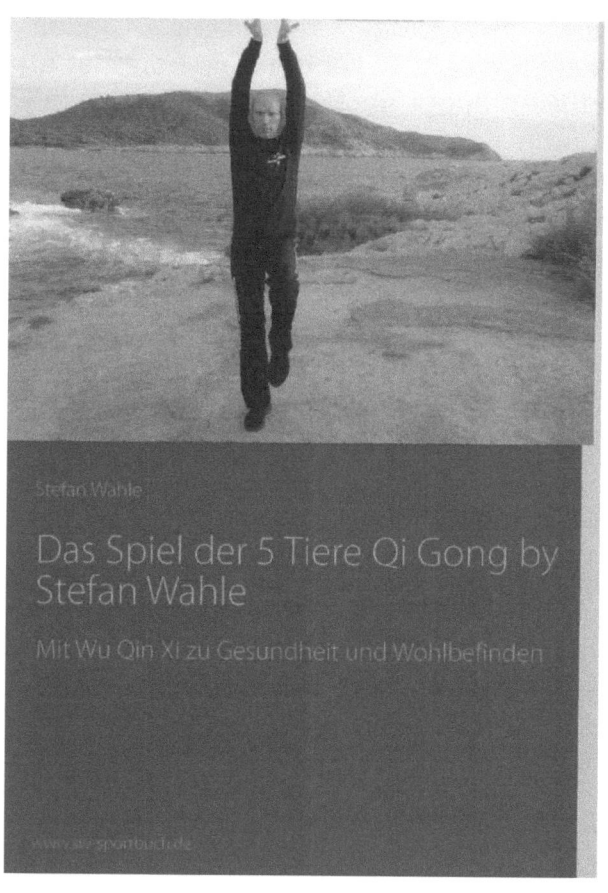

Das Spiel der 5 Tiere wird mit über 300 Fotos im Detail dargestellt. Jeder kleine Zwischenschritt dieser beliebten Qigong-Form ist erkennbar und auch für Anfänger nachvollziehbar. Ergänzt wird das Ganze durch ausführlich erklärende Texte. Dieses Buch ist ein offizielles Lehrbuch der Sawah® Qigong und Taijiquan Gesellschaft. Der Autor ist Mitglied im Taijiquan & Qigong Netzwerk Deutschland e.V..

Paperback, 124 Seiten, über 300 Fotos

Verlag BoD Norderstedt

Preis: 11,95 EUR inkl. Umsatzsteuer

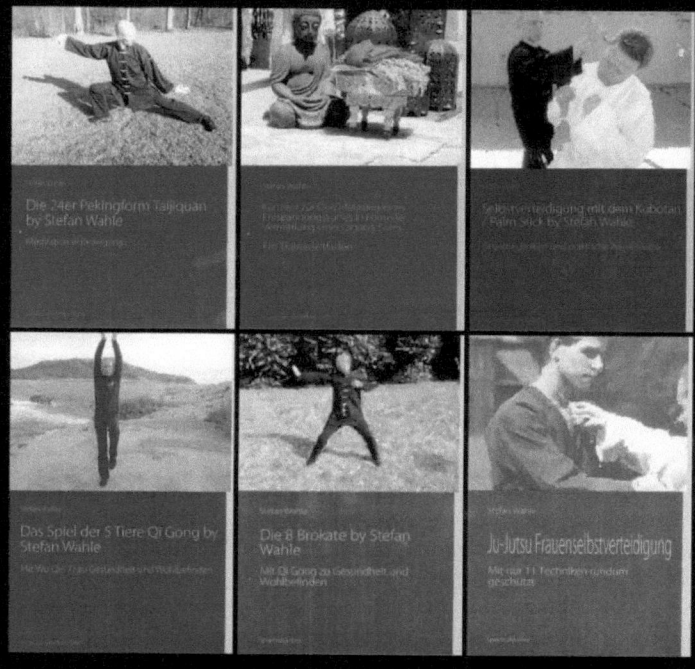

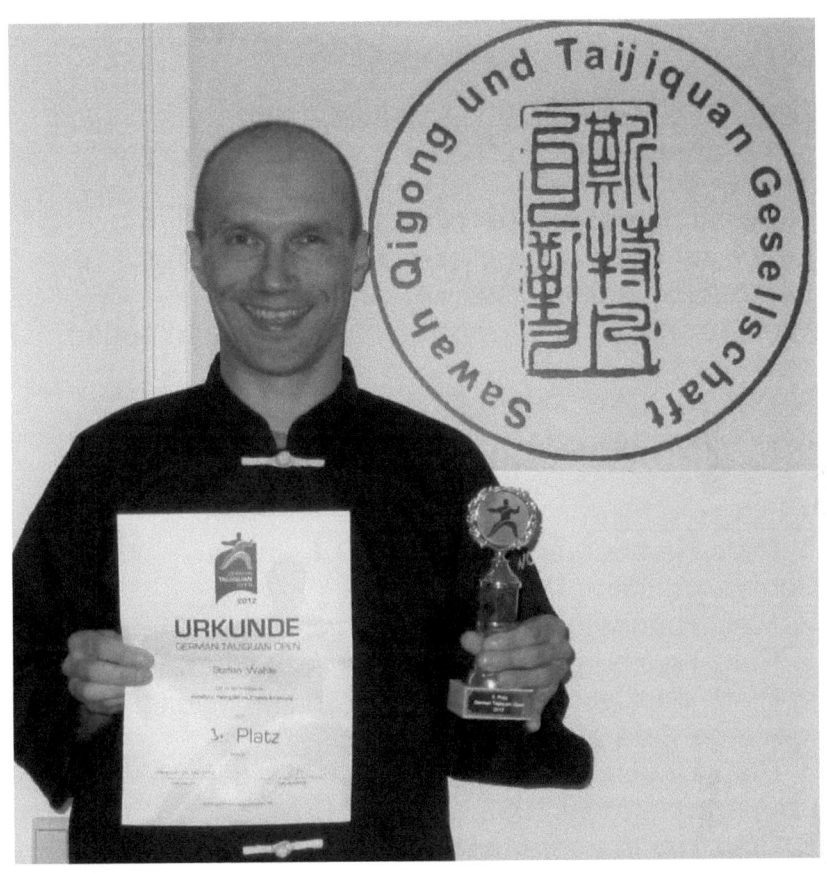

3. Platz bei den German Taijiquan Open 2012 in Hannover.

Die GTO 2012 waren die ersten offiziellen Meisterschaften für Taijiquan in Deutschland, getragen von folgenden Verbänden und Organisationen:
- Taijiquan und Qigong Netzwerk Deutschland,
- Chen Stil Taijiquan Netzwerk Deutschland,
- Taiji Europa und
- Wu Wei Hamburg.

5.   Über den Autor

Trainerqualifikationen und Graduierungen
- Entspannungstrainer, Note 1
- Trainer für Sportrehabilitation, Note 1
- Fitnesstrainer B-Lizenz, Note 1
- Lehrer für Qigong, zertifiziert durch TQN + DDQT
- Lehrbefähigungsnachweis Ju-Jutsu, 1990
- Prüferlizenz Ju-Jutsu von verschiedenen Verbänden, erstmals 1992
- 5. Dan Ju-Jutsu, Lehrer für Ju-Jutsu
- Krav Maga Instructor verschiedener Verbände

Wettkampferfolge
- 1. Platz Hamburger Meisterschaft Ju-Jutsu-Formenwettkampf 1992
- 3. Platz Hamburger Meisterschaft Ju-Jutsu Kampf 1995
- 3. Platz Hamburger Meisterschaft Ju-Jutsu Kampf 1994
- 4. Platz Internationale Deutsche Meisterschaften moderne Kata 1997 in Lauenburg
- 4. Platz Deutsche Meisterschaft Ju-Jutsu-Formenwettkampf 1992
- 5. Platz Hamburger Meisterschaft Ju-Jutsu Kampf 1996
- 1. Platz beim zweiten "happy run" 5 Km Nordic-Walking in Wahlstedt 2010
- 3. Platz German Taijiquan Open 2012 in Hannover
- 4. Platz Wu Wei Cup 2012 in Hamburg
- 1. Platz Sparkassen-Ostseelauf Timmendorfer Strand Nordic-Walking 5 Km 2013
- 1. Platz Stadtwerkelauf Tornesch 5Km NW 2013 + 2014
- 1. Platz Möllner City-Lauf 9,4 Km NW 2014
- 1. Platz Jesteburger Volkslauf Walking 10,5 Km 2014

Veröffentlichungen

- diverse Sammelbände 2014
- Rückenqigong 2014
- Kurskonzept Frauenselbstverteidigung 2014
- Der fliegende Kranich Qigong in 5 Bänden 2013
- Buch „Die 6 heilenden Laute" 2013
- Buch „Das muskel- und sehnenstärkende Qigong" 2012
- Buch „Sawah Kung Fu Grundtechniken" 2012
- Buch „Shaolin Qin Na Sawah Kuen" 2012
- Buch „Taijiquan für Einsteiger..." 2012
- Buch „Krav Maga - Grundtechniken..." 2012
- Buch „Das Spiel der 5 Tiere Qi Gong ..." 2011
- Buch „Die 8 Brokate by Stefan Wahle" 2010
- Buch „Ju-Jutsu Frauenselbstverteidigung" 2010
- Buch „Optimiertes Krafttraining mit der ILB-Methode" 2009
- Buch „Ju-Jutsu Straßenkampftechniken" überarbeitete Neuauflage 2009
- Artikel „Optimiertes Krafttraining mit der ILB-Methode" in der Zeitschrift „shape up Trainer´s only", Heft Nr. 5 2009
- Buch „Realistische Frauenselbstverteidigung" 1994/95
- Buch „Ju-Jutsu Straßenkampftechniken" 1993

Auszeichnungen

- Budoka Award der Martial Arts Association 2013
- Ehrenkreuz der Martial Arts Association (MAA) 2012
- Hall of Fame + Dragon Medal der MAA 2011
- Verleihung der Ehrenmedaille durch den American Ju-Jutsu Landesverband Hamburg e.V. für den Aufbau der Akademie für Frauenselbstverteidigung 1997

Besondere Lehrgänge
- Lehrgang bei Dan Inosanto, Schüler von Bruce Lee
  1996 in Speyer

Tätigkeiten
seit 2008	Fernstudium Fitness an der BSA Akademie anerkannt durch den DSSV e.V.
seit 2001	freiberuflicher Trainer
1993 bis 2001	Landestrainer beim American Ju-Jutsu Landesverband Hamburg e.V.

Mitglied in den Verbänden (Stand 01/2014)
- Taijiquan & Qigong Netzwerk Deutschland e.V.
- Chinesisch-Deutscher Kampfkunstverein e.V.
- Martial Arts Association - Int.
- Deutsche Budo Organisation e.V.
- Krav Maga Sawah Organisation Deutschland
- World Krav Maga Association
- Zertifizierung durch das Deutsche Trainerregister
  des DSSV e.V.
- Deutsches Dan-Kollegium e.V. - DDK
- Deutsche Kampfkunst Föderation e.V.
- Sawah Qigong und Taijiquan Gesellschaft
- American Ju-Jutsu Landesverband Hamburg von 1993
- F.T.U. Freie Taekwondo Union

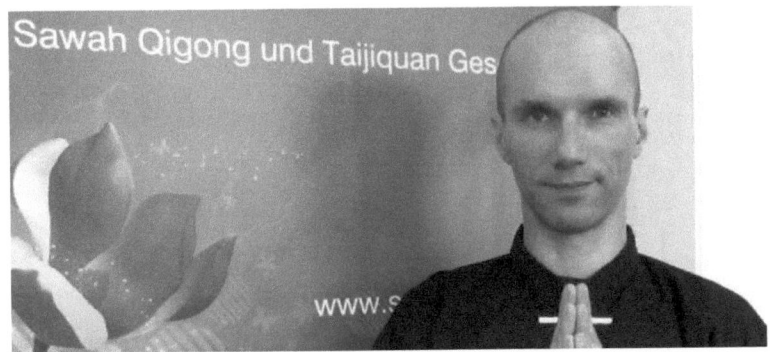

Man kann mich als Personal Trainer für folgende Bereiche buchen:

- Muskelaufbautraining mit Geräten,
- Cardio-Training,
- Boxtraining,
- Nordic-Walking,
- Selbstverteidigung,
- Qigong, Taijiquan,
- gemeinsame Entwicklung von Trainingsplänen mit erreichbaren Zielen.

Kontakt:

Stefan Wahle

E-Mail: info@sw-sportbuch.de

Internet: www.sw-sportbuch.de

Fan-Page von Stefan Wahle bei Facebook.com:
http://www.facebook.com/Stefan.Wahle.Autor

6. <u>Vorstellung der Gesellschaft</u>

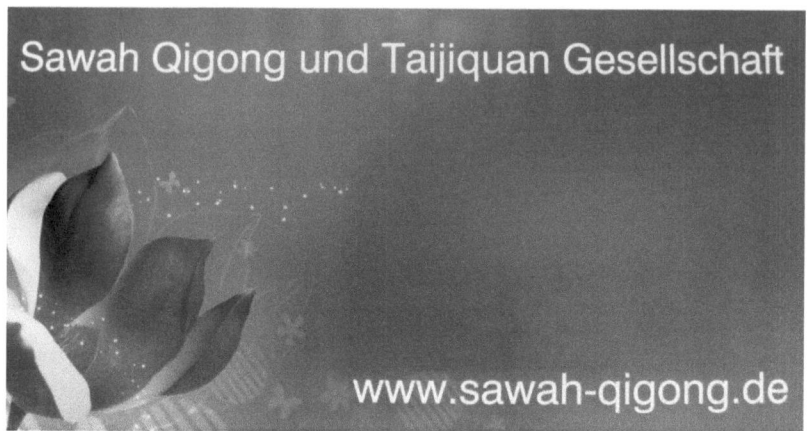

Die **Sawah® Qigong und Taijiquan Gesellschaft** ist der Fachverband für

- Qigong,

- Taijiquan und

- Kung Fu

im **Sawah® Stil** und betreibt in diesen Bereichen Lehre und Forschung.

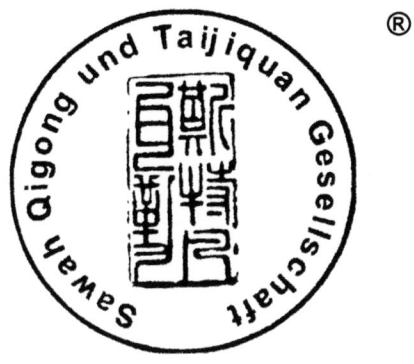

®

Internet: www.sawah-qigong.de

E-Mail: info@sawah-qigong.de

Die Gesellschaft hat eine Gruppe bei Xing:
Qigong & Taijiquan Deutschland
http://www.xing.com/net/sawah

Gruppen bei Facebook:
Qigong Deutschland
Taijiquan Deutschland

Seite bei Facebook:
Sawah Qigong und Taijiquan Gesellschaft

Gruppen bei linkedin.com:
Qigong Deutschland
Tai Chi Chuan Deutschland

7.   <u>Kurzüberblick über die Übungen</u>

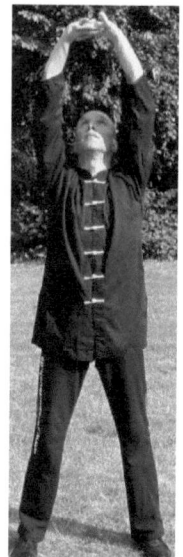

Übung Nr. 1
Mit beiden Händen den Himmel stützen,
um den dreifachen Erwärmer zu
regulieren.

146

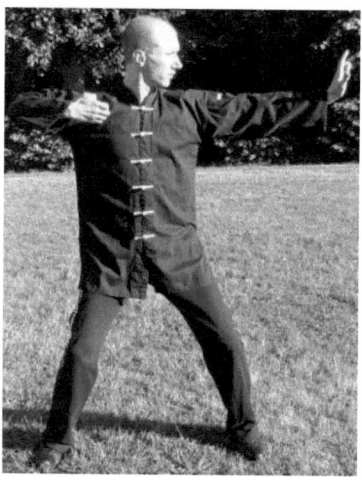

Übung Nr. 2
Beidseitig den Bogen
spannen und auf den Falken
zielen.

147

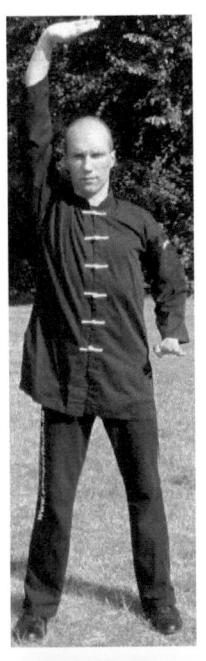

Übung Nr. 3
Mit einer Hand den Himmel stützen, um
Milz- und Magenfunktion zu regulieren.

148

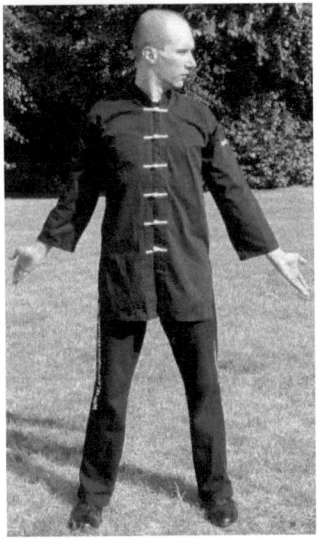

Übung Nr. 4
Rückwärts schauen, um
Krankheiten und Leiden zu
vertreiben.

149

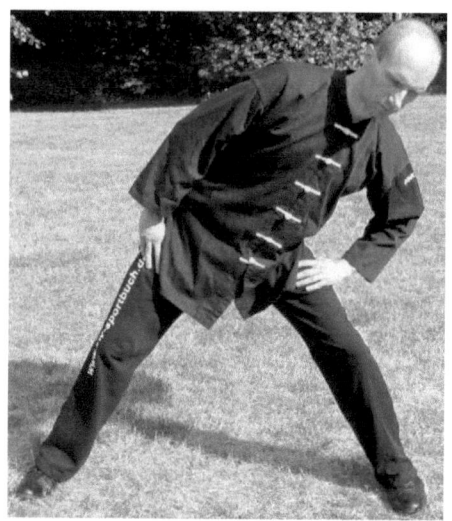

Übung Nr. 5
Den Kopf wiegen und
das Steißbein
bewegen, um das
Herzfeuer zu verjagen.

150

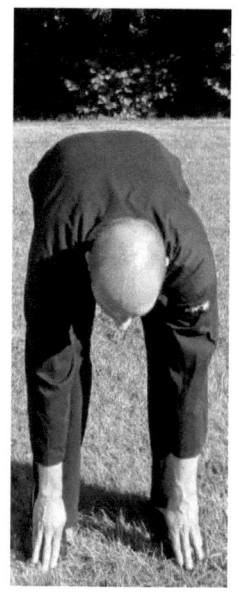

Übung Nr. 6
Den Oberkörper nach unten beugen
und mit beiden Händen die Füße
berühren, um Hüften und Nieren zu
stärken.

151

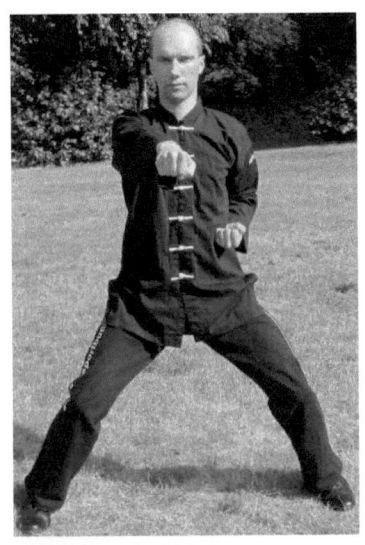

Übung Nr. 7
Die Fäuste ballen und
abwechselnd ausstrecken
sowie mit den Augen
funkeln, um die Kraft zu
vermehren.

152

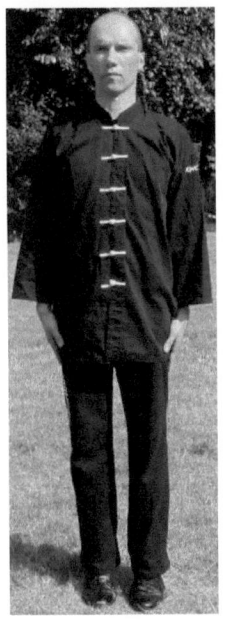

Übung Nr. 8
Siebenmal die Fersen heben und
fallenlassen, um Krankheiten zu
verjagen.

153

Teil 2

Kurskonzept Ba Duan Jin

Inhaltsverzeichnis

1. Zielstellung und Begründung der Form und Methodik des konzipierten Entspannungskurses

In diesem Konzept eines Entspannungskurses geht es um einen 8-stündigen, krankenkassengeförderten Qigong-Kurs, in dem die Form „Ba Duan Jin" vermittelt werden soll. Die Zielgruppe umfasst jede entspannungssuchende Person ab 18 Jahren. Da die Ausführungsintensität und Range of Motion (Bewegungsspannbreite) alters- und gesundheitsstand-gerecht angepasst werden kann, ist altersgemäß nach oben keine Grenze gesetzt.

Durch das Erlernen dieser relativ einfachen und kurzen Qigong-Form sollen die Teilnehmer am Ende des Kurses in die Lage versetzt werden, durch Atmung in Verbindung mit Bewegung eigenständig und ohne Hilfsmittel jederzeit eine körperliche und geistige Entspannung herbeiführen zu können. Die beste und nachhaltigste Wirkung wird jedoch zweifelsohne durch eine tägliche Praktizierung erzielt.

Für das Erlernen einer Figur/Übung der Form ist jeweils ein Termin zu 60 Minuten vorgesehen. Darin enthalten ist weiterhin das Gespräch in der Gruppe sowie Wiederholungen. Es findet ein Termin pro Woche statt, so dass die Teilnehmer eine Woche lang Zeit haben, das Erlernte zuhause ausgiebig zu üben. Schon hier soll der Grundstock für das spätere, im Idealfall tägliche Praktizieren der Qigong-Form gelegt werden.

2. Organisation des konzipierten Entspannungs-kurses

2.1. Zeitliche Organisation

Es findet einmal die Woche eine Unterrichtseinheit zu 60 Minuten statt. Insgesamt sind 8 Termine vorgesehen. Der Termin sollte zwischen 19.00 und 21.00 Uhr beginnen, damit auch Berufstätige teilnehmen können.

2.2. Räumlichkeiten und finanzielle Kalkulation

Die Räumlichkeiten sollten zentral gelegen und damit gut erreichbar und zum anderen doch kostengünstig sein, damit die Kursgebühren im Rahmen gehalten werden können. Es wird ein angemessen großer Raum benötigt, in dem sich die Teilnehmer entsprechend ihrer Anzahl und der übungsbedingten Bewegungsspannbreite frei bewegen können.

Dies können Schulturnhallen, Gemeindehäuser, Tagungshäuser oder wie z.B. in Hamburg Bürgerhäuser sein. Für das hier vorliegende Konzept wurde das Bürgerhaus in Hamburg-Barmbek ausgewählt. Für den ausgewählten Raum „Großes Seminar" mit 39 qm im Erdgeschoß barrierefrei erreichbar fällt für regelmäßig stattfindende, wöchentliche Gruppentreffen ein Bruttomietbetrag von 17,85 EUR pro Termin an. Für einen Kurs mit 8 Terminen wäre das dann ein Gesamtbetrag von 142,80 EUR. Für den Kurs ist eine maximale Teilnehmerzahl von 10 vorgesehen, um eine individuelle Betreuung und ausreichenden Platz für den Einzelnen gewährleisten zu können. Die Gebühr wird mit

80 EUR pro Teilnehmer und damit einer Gesamteinnahme von 800 EUR veranschlagt. Nach Abzug der Miete bleibt ein Betrag von 657,20 EUR für Unterrichtsmaterial und Trainerhonorar übrig.

Nach Ende des Kurses wird in den Räumlichkeiten entweder ein neuer Kurs mit 8 Terminen angeboten oder alternativ könnte dort eine dauerhafte Qigong-Gruppe aufgebaut werden.

2.3. Werbung

Es sollte eine Internetseite mit einem kurzen, eingängigen und themenbezogenen Namen eingerichtet werden, auf der der Kurs, das Thema und der Trainer vorgestellt werden. Diese Website bildet dann die Basis für alle weiteren Werbemaßnahmen. Die Internetseite könnte z.B. www.qigong-in-barmbek.de heißen. Da in dem hier vorgestellten Beispiel der spezielle Sawah Kuen (ein Qigong-Stil) unterrichtet wird, könnte die Seite www.sawah-qigong.de heißen.

Als Nächstes werden Postkarten produziert, die es z.B. in Sonderangeboten für 10 EUR für 100 Stück bei Vistaprint.de gibt. Die Vorderseite würde dann das Thema Entspannung grafisch darstellen, die Internetseite bewerben und dann möglicherweise wie folgt aussehen:

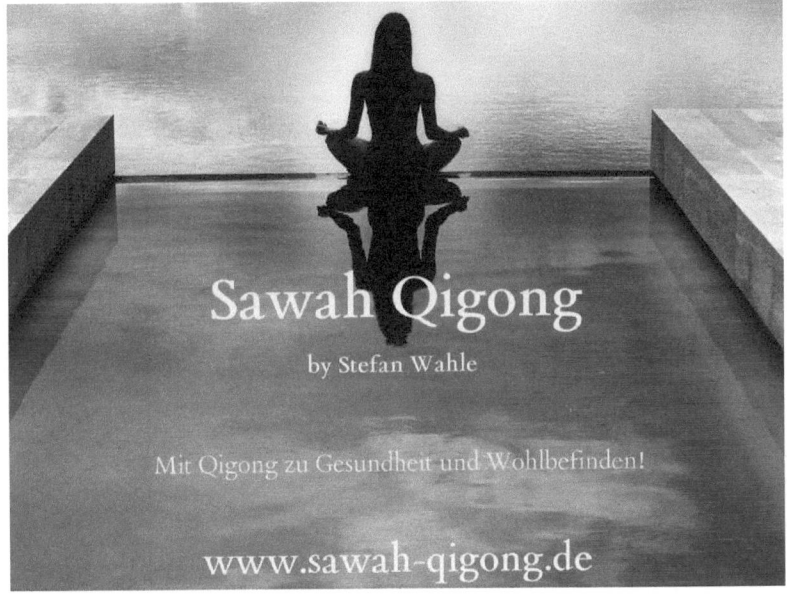

Auf der Rückseite würden dann die Kursdaten inkl. Ort, Zeit und Kosten sowie Kontaktdaten abgedruckt. Diese

Postkarten werden dann im Bürgerhaus selbst, in Cafés und Kneipen verteilt bzw. ausgelegt.

In Hamburg gibt es stadtteilbezogene Wochenblätter, die an alle Haushalte kostenlos verteilt werden. Die Redaktionen sind in der Regel für lokale Veranstaltungsinfos dankbar und drucken diese gerne kostenlos ab. Einen Redakteur zur Kursteilnahme einzuladen hat in der Vergangenheit sogar zu einem längeren redaktionellen Bericht inkl. Fotos mit entsprechender Werbewirksamkeit geführt.

Sofern der Trainer die Voraussetzungen erfüllt, kann und sollte er sich um eine Krankenkassenzulassung bemühen. Zum einen hat das den Vorteil, dass viele Krankenkassen den Qigong-Kurs bezuschussen, was dann wiederum viele Mitglieder erst dazu veranlasst, sich für einen derartigen Kurs zu interessieren, und zum anderen kann dann der angebotene Kurs in die Datenbank für Präventionskurse der Krankenkasse aufgenommen werden. Damit findet das Angebot dann eine entsprechende Verbreitung und Bewerbung.

2.4. **Informationsmaterial für die Teilnehmer**

Im Vorwege werden die potentiellen Teilnehmer über die Postkarten, die Berichte in den Stadtteilzeitungen und die Internetseite über das Angebot und den Ablauf informiert. Als kursbegleitendes Lehrmaterial und zur Unterstützung des Übungsprozesses zuhause, wird jedem Teilnehmer folgendes Lehrbuch überreicht (in der Kursgebühr enthalten):

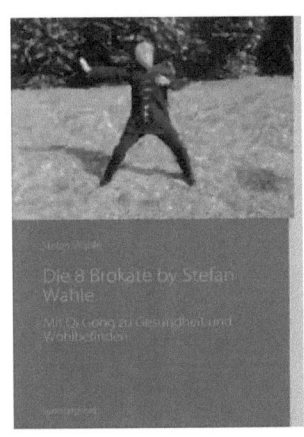

„Die 8 Brokate – Qigong by Stefan Wahle"

Die 8 Brokate werden mit über 150 Farbfotos auf Spezialfotopapier im Detail dargestellt. Jeder kleine Zwischenschritt dieser beliebten Qigong-Form ist erkennbar und auch für Anfänger nachvollziehbar. Ergänzt wird das Ganze durch ausführlich erklärende Texte. Der Autor ist Mitglied im Taijiquan & Qigong Netzwerk Deutschland e.V..
ISBN 978-3-8391-9804-9

3. Programmaufbau über 8 Unterrichtseinheiten

1. Einheit
- Begrüßung/Ankommen
- Gruppenvorstellung
- Einführung in das Thema
- Vorübung und 1. Figur der Form „Ba Duan Jin"
- Rücknahme mit Selbstmassage
- Abschlussgespräch
- Verabschiedung

2. Einheit
- Begrüßung/Ankommen
- Erfahrungsberichte Gruppe
- Wiederholung Vorübung + 1. Figur
- Einführung der 2. Figur
- Praktizierung Vorübung bis 2. Figur
- Rücknahme mit Selbstmassage
- Abschlussgespräch
- Verabschiedung

3. Einheit

- Begrüßung/Ankommen
- Erfahrungsberichte Gruppe
- Wiederholung Vorübung bis 2. Figur
- Einführung der 3. Figur
- Praktizierung Vorübung bis 3. Figur
- Rücknahme mit Selbstmassage
- Abschlussgespräch
- Verabschiedung

4. Einheit

- Begrüßung/Ankommen
- Erfahrungsberichte Gruppe
- Wiederholung Vorübung bis 3. Figur
- Einführung der 4. Figur
- Praktizierung Vorübung bis 4. Figur
- Rücknahme mit Selbstmassage
- Abschlussgespräch
- Verabschiedung

5. Einheit

- Begrüßung/Ankommen
- Erfahrungsberichte Gruppe
- Wiederholung Vorübung bis 4. Figur
- Einführung der 5. Figur
- Praktizierung Vorübung bis 5. Figur
- Rücknahme mit Selbstmassage
- Abschlussgespräch
- Verabschiedung

6. Einheit

- Begrüßung/Ankommen
- Erfahrungsberichte Gruppe
- Wiederholung Vorübung bis 5. Figur
- Einführung der 6. Figur
- Praktizierung Vorübung bis 6. Figur
- Rücknahme mit Selbstmassage
- Abschlussgespräch
- Verabschiedung

7. Einheit

- Begrüßung/Ankommen
- Erfahrungsberichte Gruppe
- Wiederholung Vorübung bis 6. Figur
- Einführung der 7. Figur
- Praktizierung Vorübung bis 7. Figur
- Rücknahme mit Selbstmassage
- Abschlussgespräch
- Verabschiedung

8. Einheit

- Begrüßung/Ankommen
- Erfahrungsberichte Gruppe
- Wiederholung Vorübung bis 7. Figur
- Einführung der 8. Figur + Abschlussübungen
- Praktizierung der kompletten Form des Ba Duan Jin,
  beinhaltet
   auch die Rücknahme in Form der Selbstmassage
- Abschlussgespräch + Hinweis auf Folgeangebote, z.B.
  feste Qigong-Gruppe etc.
- Verabschiedung

4. Darstellung einer ausgewählten Übungseinheit

Nachfolgend wird beispielhaft anhand der 1. Übungseinheit der Gesamtaufbau einer Stunde ausführlich dargestellt.

4.1. Einleitung

Die Teilnehmer werden vom Trainer begrüßt, der sich anschließend vorstellt. Das Thema des Kurses und der organisatorische Ablauf werden kurz benannt bzw. dargestellt.

Dann stellen sich die einzelnen Gruppenmitglieder vor und benennen ihre Erfahrungen, Vorstellungen, Motivationen sowie Erwartungen an den Kurs.

Es folgen Ausführungen zum Qigong allgemein und im speziellen zu den Übungen des Ba Duan Jin:
Qi Gong (ausgesprochen: Tschi Gung) beinhaltet Übungen, die den Energiefluss im Körper begünstigen und Blockaden lösen, um die Gesundheit zu erhalten, zu fördern oder wiederzuerlangen. Sie sind daher für kranke

sowie für gesunde Menschen gleichermaßen geeignet und sinnvoll. Die positiven Wirkungen werden durch die Vereinigung von körperlicher und geistiger Bewegung erreicht. Das Ziel ist, dass der Trainierende mit sich in Zufriedenheit und Harmonie lebt. Dieser ausgewogene Zustand ist untrennbar mit der frei fließenden Energie, dem Qi, verbunden.

Ba Duan Jin entstand vermutlich in der Zeit der Song-Dynastie (960 – 1279 n. Chr.). Es gibt noch eine Vielzahl anderer, auch älterer Qigong-Übungen mit unterschiedlichen Ausprägungen. Dabei gibt es zwei Hauptkategorien. Auf der einen Seite die Übungen-in-Bewegung (Donggong) und auf der anderen Seite die Übungen-in-Ruhe (Jinggong). Die Übungen des Ba Duan Jin gehören zum aktiven Donggong.

Qigong ist bei weitem keine rein chinesische Erfindung, da bei dessen Entstehung auch äußere Einflüsse aus dem indischen Yoga und dem tibetischen Buddhismus eine Rolle spielten.

Sie werden in verschiedenen Büchern und bei verschiedenen Meistern und Lehrenden Abweichungen von der hier vorgestellten Form finden. Die Grundprinzipien und Wirkungsweisen sind zwar immer gleich, jedoch finden sich Abweichungen in der Reihenfolge der Übungen sowie in Ausführungsdetails bis hin zu unterschiedlichen Hand- und Fausthaltungen. Es gibt nicht die eine richtige Urform, die es schon immer gab oder geben wird. Vielmehr durchlaufen die Übungen einen ständigen Wandel im Laufe der Zeit. Jeder Praktizierende muss seinen eigenen Weg finden und gehen.

Sie sollten auf alle Fälle darauf achten, mindestens 2 Stunden vor den Übungen keine Nahrung mehr zu sich zu nehmen, da ein voller Bauch die Atmung und Bewegung behindert und das Qi keinen Platz in ihm hat. Außerdem verbraucht die Verdauung wichtiges Qi, so dass weniger für Qigong zur Verfügung steht.

Die Übungen haben positive Auswirkungen auf die Atmungsorgane und Gliedmaßen. Gelenke werden beweglicher, die Nerven gestärkt sowie das Gleichgewichtsempfinden verbessert. Das Immunsystem und das Herz-Kreislaufsystem werden ebenso positiv beeinflusst.

Das Hauptziel der Praktizierung dieser Übungen ist also, neue Energie / neues Qi aufzunehmen und den freien Fluss der Gesamtenergie / des Qi durch die Meridiane / Energieleitbahnen im Körper zu gewährleisten, um die beschriebenen positiven Wirkungen auf den Körper zu erreichen.

4.2. **Hauptteil**

Das Stundenziel, die Vermittlung der Vorübung sowie der 1. Figur der Form „Ba Duan Jin", wird benannt.

Der Trainer macht die Übungen in zwei Teilschritten jeweils erst vor (1. Teilschritt Vorübung, 2. Teilschritt 1. Figur), erläutert sie, lässt dann die Gruppe begleitend die Übungen praktizieren und geht dann im dritten Schritt durch die Reihen, um die Teilnehmer einzeln zu begutachten und bei Bedarf zu korrigieren. Es steht das Erlernen und die korrekte Ausführung der Übungen im Vordergrund. Dies ist beim Qigong die unbedingte Voraussetzung für die spätere positive Entspannungswirkung. Erst muss die Technik erlernt werden.

Zu den zu vermittelnden Übungen:

<u>Vorübung</u>

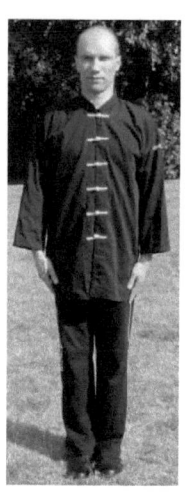 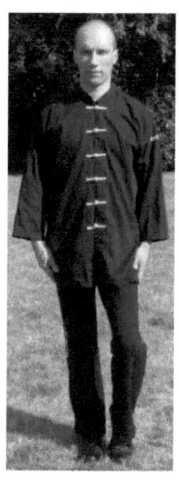 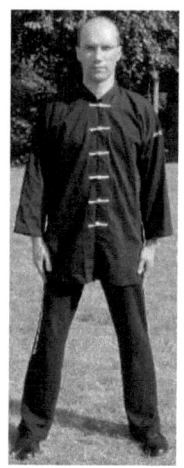

154   155   156

Wir starten in der Ausgangsstellung, die Arme hängen seitlich am Körper herunter, die Handflächen liegen am Körper an, die Füße stehen parallel zusammen (Bild 154). Das Gewicht wird auf das rechte Bein verlagert. Das linke Bein wird angehoben, indem das Knie angewinkelt und der Fuß von der Ferse beginnend in Richtung Zehen hochgerollt wird (Bild 155).

Der linke Fuß wird nach links etwa schulterbreit abgesetzt. Beide Knie sind noch gestreckt (Bild 156).

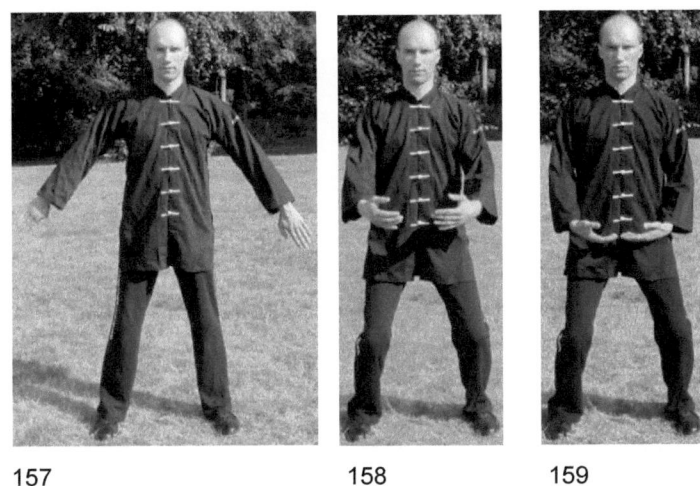

157   158   159

Die Arme werden gestreckt vom Körper weg bewegt, wobei die Handflächen nach hinten zeigen (Bild 157).

Die Arme werden mit leicht gebeugten Ellenbogen vor den Körper in Höhe des Bauchnabels geführt. Stellen Sie sich vor, Sie würden einen großen Ball halten. Die Hände haben die neutrale Handflächenhaltung, die Finger und die Daumen zeigen in ca. 10 cm Entfernung aufeinander, die Handinnenflächen zum Körper. Der Körper wird abgesenkt, indem die Knie leicht gebeugt werden und die Neutralstellung eingenommen wird. (Bild 158)

In dieser Position wird mindestens fünf Mal tief in den Bauch hinein durch die Nase eingeatmet und kontrolliert durch den zu einem Schlitz geformten Mund ausgeatmet (Bauchatmung). Die Augen können dabei geschlossen werden. Es soll dabei eine Konzentration auf die Atmung erfolgen.

Die Hände werden vor den Unterleib abgesenkt, wobei nun die Handinnenflächen nach oben zeigen (Bild 159).

Die Schultern und Ellenbogen sind unten zu halten.

Figur Nr. 1

Mit beiden Händen den Himmel stützen, um den dreifachen Erwärmer zu regulieren.

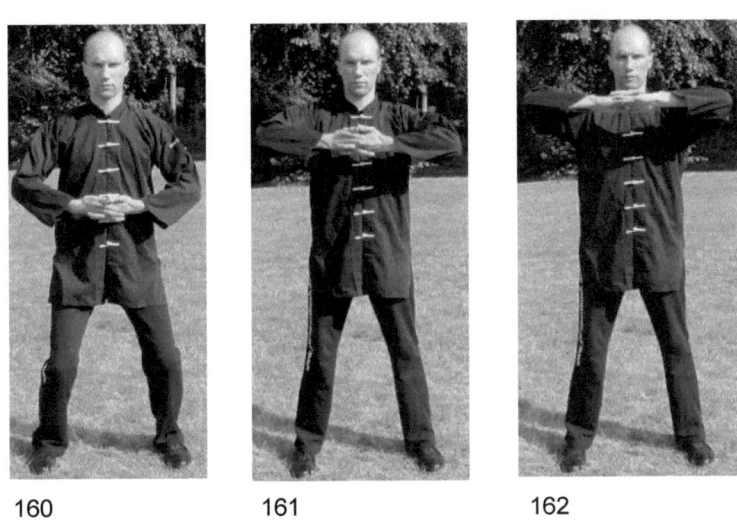

160   161   162

Die Hände werden in die Gebetshaltung ineinander geschoben und nun mit den Handinnenflächen nach oben dicht am Körper angehoben, die Ellenbogen werden angewinkelt (Bild 160).

Die Hände werden weiter angehoben und die Knie gleichzeitig langsam gestreckt (Bild 161).

Etwas unterhalb des Kinns werden die Hände gedreht, so dass die Handinnenflächen nun nach unten zeigen (Bild 162).

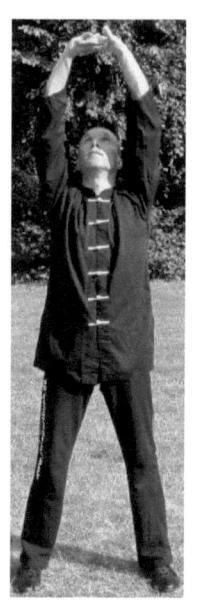 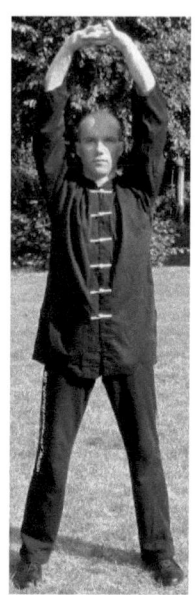

163   164

Die Hände werden weiter eingedreht und gleichzeitig angehoben bis die Arme vollständig senkrecht zum Himmel gestreckt sind. Die Brust ist dabei heraus zu drücken. Die Handinnenflächen zeigen nun wieder nach oben. Der Kopf ist leicht nach hinten geneigt und der Blick auf die Hände gerichtet. Hier einen Moment verweilen. Die Kraft beim Strecken nach oben sollte auf die Handballen konzentriert werden. (Bild 163)

Der Kopf wird wieder in die senkrechte Position gebracht, der Blick ist nach vorne gerichtet (Bild 164).

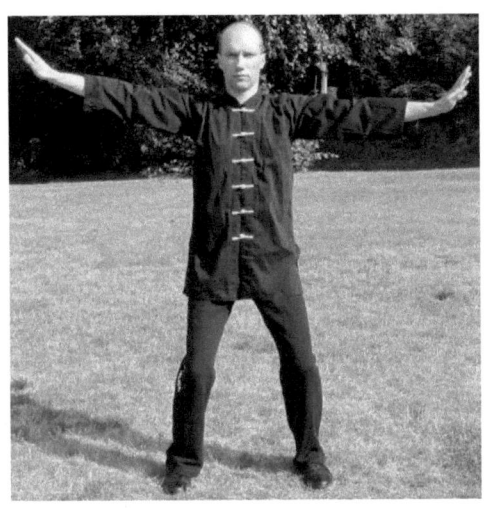 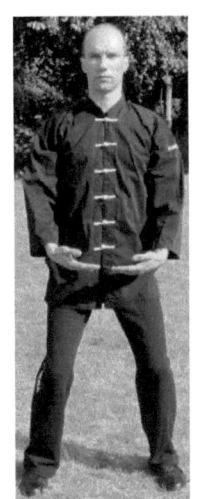

165   166

Die Hände sind leicht abzusenken und die Finger aus der Gebetshaltung zu lösen. Dann werden die Arme in einer halbkreisförmigen Bewegung an den Außenseiten des Körpers nach unten geführt. Dabei werden die Knie wieder leicht gebeugt und die Neutralstellung eingenommen. (Bild 165)

Die Hände werden vor den Unterleib abgesenkt, wobei nun die Handinnenflächen nach oben und die Finger aufeinander zeigen (Bild 166). Schultern und Ellenbogen sind unten zu halten.

Aus dieser Position wird die Übung insgesamt sechs Mal wiederholt. Siehe Bilder 159 bis 166.

Beim Anheben der Arme wird jeweils durch die Nase tief in den Bauch hinein eingeatmet. Beim Absenken dagegen wird kontrolliert durch den zu einem Schlitz geformten Mund ausgeatmet. Diese Atmung wird zusammen mit der Übung erklärt und von Anfang an eingeübt.

Bevor vom Hauptteil zum Abschluss übergeleitet wird, muss eine Rücknahme der Entspannung erfolgen, um den Körper in den Normalzustand zurückzuführen. Schließlich sollen die Teilnehmer noch sicher den Weg nach Hause finden. Die Rücknahme geschieht in Form einer Selbstmassage, wie sie auf den nächsten Seiten dargestellt wird.

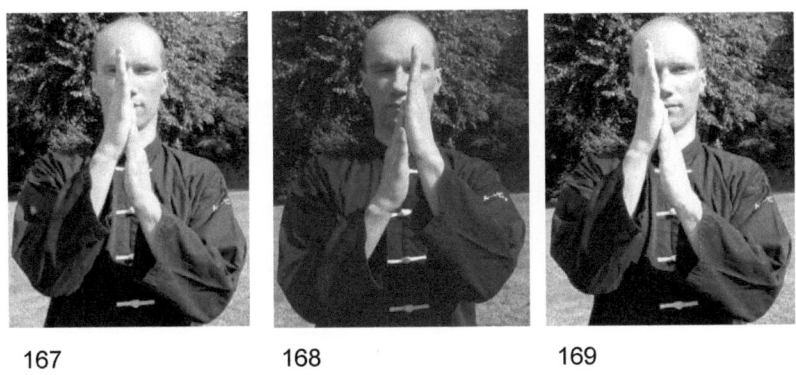

167   168   169

Bilder 167 bis 169: Reiben Sie die Handflächen in einer Auf- und Abwärtsbewegung schnell aneinander.

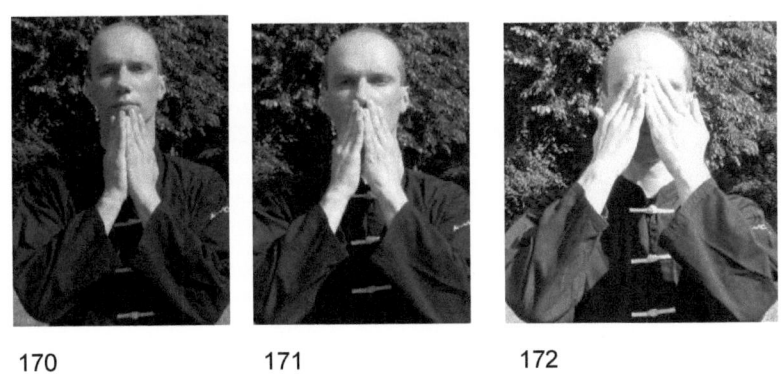

170   171   172

Legen Sie die Hände auf das Kinn. Massieren Sie um den Mund herum und über die Nasenflügel zur Stirn. (Bilder 170 bis 172)

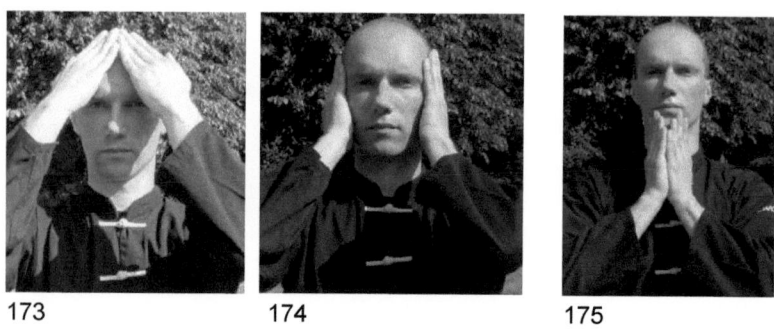

173 174 175

Führen Sie die Hände weiter über die Mitte der Stirn nach außen am Kopf und wieder zum Kinn. (Bilder 173 bis 175)

Wiederholen Sie die Gesichtsmassage drei bis fünf Mal. Danach erfolgt eine gleichzeitige Massage beider Ohrmuscheln. Dadurch werden die Akkupunkturpunkte am Ohr massiert und es erfolgt eine Belebung des Geistes. Spüren Sie der Selbstmassage nach.

4.3. <u>Abschluss</u>

Zum Abschluss findet ein Gruppengespräch über die ersten Eindrücke und Erfahrungen bei der Praktizierung der Übungen statt. Den Teilnehmern wird als Hausaufgabe das tägliche Üben der Vorübung und der 1.

Figur aufgetragen. Zudem wird das Lehrbuch zur Unterstützung verteilt. Es erfolgt ein kleiner Hinweis auf die nächste Stunde und deren Inhalt. Anschließend erfolgt die Verabschiedung. Der Trainer steht den Teilnehmern bei Bedarf noch zu Einzelgesprächen zur Verfügung.

5. Praktische Erfahrungen und Schlussfolgerungen

Es wurde bei der praktischen Erprobung des Lehrkonzeptes sowie insbesondere bei älteren Teilnehmern eine erhebliche Beweglichkeits-einschränkung festgestellt. Teilweise hatten die Teilnehmer sogar schon Schwierigkeiten damit, die Arme über den Kopf anzuheben (z.B. bei Figur Nr. 1 des Ba Duan Jin „mit beiden Händen den Himmel stützen..."). Weitere Probleme gab es beim tiefen und breiten Stand der Reiterstellung der Figur Nr. 2 („beidseitig den Bogen spannen...") mit der Dehnung, den Kniegelenken sowie der schwachen Beinmuskulatur; der Rückenbeweglichkeit bei Figur Nr. 5 („den Kopf wiegen und das Steißbein bewegen…"); der Dehnung bei Figur Nr. 6 („den Oberkörper nach unten beugen und mit beiden Händen die Füße berühren…") sowie dem Gleichgewichtssinn bei Figur Nr. 8 („beide Fersen heben und fallenlassen…").

Grundsätzlich konnte bereits bei untrainierten Teilnehmern ab 40 Jahren eine Koordinationsschwäche festgestellt werden, wenn Arme und Beine unterschiedliche Bewegungen in unterschiedliche Richtungen gleichzeitig ausführen sollten. Daher ist es auch erforderlich, pro Übungseinheit nur eine Figur zu vermitteln, um die komplexen Bewegungen, die zudem noch mit der Atmung koordiniert werden müssen, schrittweise mit den Kursteilnehmern zu erarbeiten und einzuüben.

Wer schon einmal von chinesischen Lehrern im Qigong unterrichtet wurde, weiß, dass diese hohe Anforderungen an die Beweglichkeit und Dehnung bei der Ausführung der Übungen an die Schüler stellen. Da wird in die Dehnung gezogen und gedrückt. Das hat vielfach wenig mit Entspannung zu tun. Es müssen deshalb die europäischen Gegebenheiten und Bedürfnisse berücksichtigt werden und die Qigong-Übungen entsprechend angepasst werden. Nur so kann das angestrebte Ziel, Entspannung, Wohlfühlen und Gesundheit durch Qigong in Europa jenseits des Leistungsgedankens erreicht werden.

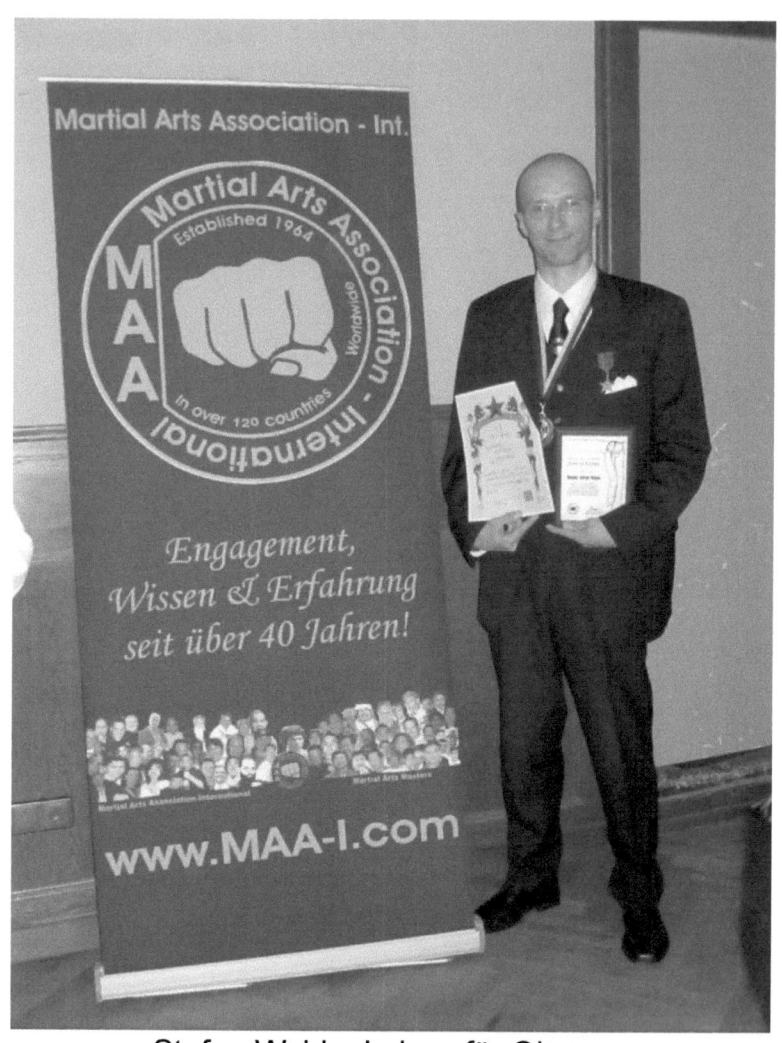

Stefan Wahle, Lehrer für Qigong

www.sw-sportbuch.de